传丹道医家之秘方

解生灵病痛于倒悬

「丹道医家张觉人先生医著」

外科十三方考

张觉人 编订

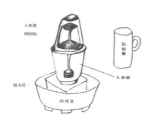

学苑出版社

图书在版编目（CIP）数据

外科十三方考／张觉人编订．—北京：学苑出版社，
2009.1（2022.8 重印）
（张觉人先生医著）
ISBN 978－7－5077－3223－8

Ⅰ．外…　Ⅱ．张…　Ⅲ．中医外科学　Ⅳ．R26

中国版本图书馆 CIP 数据核字（2009）第 009737 号

责任编辑：付国英
出版发行：学苑出版社
社　　　址：北京市丰台区南方庄 2 号院 1 号楼
邮政编码：100079
网　　　址：www. book001. com
电子信箱：xueyuanpress@ 163. com
电　　　话：010－67603091（总编室）、010－67601101（销售部）
印　刷　厂：廊坊市都印印刷有限公司
开本尺寸：890×1240　1/32
印　　　张：6.375
字　　　数：149 千字
版　　　次：2009 年 1 月第 1 版
印　　　次：2022 年 8 月第 6 次印刷
定　　　价：45.00 元

出 版 前 言

　　《外科十三方考》由张觉人编辑而成。张觉人（1890～1981），自号觉因老人，字梦禅，少年迭遭不幸，自13岁先后师从伯父张义泰、道人倪静庵及廖复阳等学习中医内外诸科及丹道之学。张觉人先生一生光明磊落，道德高尚，以丹医济世，活人无算，治学谨严，矢志国术，潜心著述。先生曾为考证十三方之"中九丸"一方，搜求访问，历三十年之久，并通过临床实践检验后，方公之于众。他将平生所学所创均无私地贡献出来，在《中国炼丹术与丹药》一书中曾言"我要像蚕一样，把最后一根丝吐出来献给人民"。先生的高风亮节是值得我们努力效法的。

　　《外科十三方考》一书体现了张觉人先生一贯之品格。本书为一部外科著作，同时也是丹道医学的一部重要著作。"外科十三方"约起自明代，但此十三方多为铃医不传之秘，师传徒受，各有隐藏，世人甚至历代诸多医家都不能窥其全貌。张觉人先生历数十余年，广为搜求诸方，将所搜集的各种抄本，结合自己长期临床经验辑成《外科十三方考》一书。本书内容翔实，将十三方的药味组成、丹药配置方法、功用主治、用药禁忌等丹家不传之秘及家藏和所搜求的相关文献资料均一一披露。本书所载各方对于今天临床仍然具有较高实用价值，同时对于我们学习中医外科及了解丹道医学具有重要意义。

本书最早于1949年由《华西医药杂志》印行专册，1955年经过修订，由上海千顷堂书局正式出版发行，1957年又由上海卫生出版社出版发行。本次重新出版印刷，底本系由张觉人之子张居能先生提供，以张觉人生前亲自校改的底本为蓝本，改正了原书中的许多错讹之处。同时为方便现代读者阅读，将原书由繁体竖排改为简体横排，对原文中重要内容标注作者均以"按语"形式加注于文下。本社特请山东中医药大学文献研究所陈居伟先生对本书进行了核注，对不常见中药进行简单注释，生僻字词予以注音释义。

本书在编辑过程中得到了张居能先生的大力支持，为我们提供了大量原始资料。但由于我们水平所限，疏漏之处，在所难免，欢迎广大读者批评指正。

学苑出版社医药编辑室
2008年10月

目　　录

上编　总　　论

i

中编 方 剂

下编　常见病症

v

补　编

外科十三方考

解生灵病痛于倒悬

外科十三方考陈序

　　周礼天官："疡医，掌肿疡，溃疡，折疡之祝药，劀①杀之齐（剂）。"注曰："劀，谓刮去脓血；杀，谓以药蚀其恶肉。"是乃中国外科学之权舆也。汉唐以来，代有名手，不特手术精良，亦且方剂奇效，逮及后世，人多以外科为脓血污秽而贱之，不甚讲求，庸愚者流，拾得一二方剂，借以谋生，乃视同拱璧，秘而不宣，外科学术，乃愈益消沉，遂让西人独步，而世俗乃有中医外科不如西医外科之批评！良以西医对于细菌研究之精审，药物消毒之致密，医疗手术之超特，实在均令人满意，宜居中医之上矣！然中医之长，亦有不容湮没者，以治痈疽言：除贴熁②，溻③渍，针烙，灸疗，止痛数法外，尚有内消，内托二法：内消者，痈疽将成，而消之之法也；内托者，痈疽已成，而托之之法也；非外治而能消，不奏刀而速愈，试问西医有此术乎？又以治疗言，疗毒走黄，能随走处砭恶血，生命即可以保，试问西医有此技术乎？是以西洋医学虽进步至于现代，其于中医外科之治痈疽，疗毒，犹多逊色也。他如中医之治瘿瘤，通用海藻、昆布等药，俾吸收而变其质，亦正与西医治法相同，而乃不为人所重视，其故何哉？抱残守缺，秘而不宣，实尸其咎！处今日而欲复兴中医外科之光荣，其唯搜求秘本，详加整理，以贡献于人

---

① 劀：音 guā。
② 熁：音 xié，义火迫，引申为烫熨。
③ 溻：音 tā，方言，汗湿透。

类乎？此吾友张君觉人《外科十三方》之所以苦心孤诣，搜求三十年，始将此人间瑰①宝，补苴考正，以成完璧也！吾知此书一出，其将引起吾人研究中医外科学术之兴趣，而日益发扬光大也！因乐为之序，并以质诸鄙弃中医外科者！

丁亥年立秋节陈升之谨识于市隐庐

传丹道医家之秘方

---

① 瑰：音 guī，义奇异。

解生灵病疴于倒悬

张氏祖传外科十三方考沈序

  己酉九月，余离清幽之北碚而入喧嚣之渝城。适值全国中医师公会联合会揭幕，得识川省代表张君觉人。君精通中西医学，兼营药品制炼，性喜蓄书。邺架所藏奚啻万卷，不幸两毁于火，名著秘笈悉付祝融。今兹所藏已为其第三次之收集矣。君尝云："宁以衣帛假人，不愿以书籍假人。"其爱书成癖，从可知矣。余亦夙好购书，行箧所藏，虽属无多，但亦有为君所阙如者。乃举以相赠，君喜受之，如获异珍也。

  君天姿颖悟，好学不倦。凡道释玄奥之理，星命推步之学，俱能博览覃思，得其精要。他如身心修养、静坐导引等等，亦尝练习不辍，故能年逾大衍精神倍增。

  君藏书中有《张氏外科十三方》一稿，殆为铃医秘传，颇堪珍视。曾细加考订，托中国医药月刊社披露。乃该社同人急欲先睹，辗转传抄，竟至遗失。幸未经整理之原稿尚在箧中。余力劝付梓，以免湮没。君然之，谓将携至沪渎，重加校订后付印行世，并嘱为序文。余于疡科未尝学问，无可言说，但与张君一见如故，友谊倍切，且彼此皆喜购书、读书，实为志同道合良友。爰将所以知君者，拉杂记之，非敢云序也！

己酉十月既望杭州沈仲圭序于陪都

传丹道医家之秘方

张氏祖传外科十三方考程序

　　余于去秋来蓉，识张君觉人，君工书画，多才艺，壮岁从戎，随熊锦公以功擢菅团长（军医），见杀戮之惨，遽谋遁世之心曾一度为僧于峨山，后君以佛家度人，终属空谈，莫如医药之为实惠，遂又毅然出山而做医人。君之名梦禅而字以觉人者，盖纪此也。余留省值君附设肺痨诊所，因拟"梦醒黄粱，识得真吾成大觉；禅参丹诀，好凭仁术度痨人"之句，书联为君贺，以表其志。

　　君以长者称于同道，生平嗜方书成癖，与余订交，一见如故。今春，以省外各同道之促其《十三方考》出版也。君遂以科学增批及序嘱余。余唯简陋，愧弗能胜。顾余之治医，抱不盲从，不强辩，与君之旨趣吻合，知己之嘱，敢以不文辞欤？

　　君之收集十三方也，脚迹遍全国，耗去金钱时间，岂容数计？唯是秘方总属口传，口传人各异词，故君虽仆仆风尘者三十年而终无一获。己卯夏，君客陪都，值日机炸后偶行街市，过一书肆之门，时店主正收拾残籍，因瞥见十三方之咸丰时抄本，乃以重金购得此吉光片羽之获，君之快兴为何如者，余以知物之显晦有时，归必有主，信前定也！

　　君获此秘本后，参以口传，证以裴吉生之《管氏十三方》，及蓬莱山樵之辑方等而编纂之，以成完璧。书成示余，余捧读三过，知中九丸为砒汞制剂，其治瘰疬痰核者，梅毒之淋巴腺肿是也。其治如诀中所云之"周身湿热古怪病"者，梅毒之全身溃窜是也。梅毒为普通之传染病而疮发无定，

5

故下篇临症，亦类列发疽、嘴疔、水疔、乳岩、腰疽等，为中九丸之治症。梅毒除砒汞外无效药，故中九丸之秘方，医林传诵数百年而不衰。惜篇中未明指中九丸为治梅之药，粗学易滋遗误，视赤肿大痛为对症，则殆矣！余哓[1]哓辩此者，亦治学不盲从之微意，梦禅其谅之否耶？

余慨夫盲从治学之妨碍进步也，作《伤寒漫谈打倒六经伪说以阐扬仲圣真理》，更慨夫现代同道之趋新忘本也，作《内经之细菌微生物》论，以明古人知空气、饮食、昆虫等之细菌传染。盖学术斗争，贵趋于"明朗化"、"现实化"，使《外科十三方》，于前数百年传方之际，能本斯旨，将治梅揭出，则西人之"六〇六"、"九一四"等等，又何敢在中土猖獗耶？

吾国学术无保障，医人一方一技之长，为衣食计，不敢公开，致西说侵入，节节胜利，其实"六〇六"、"九一四"等之治梅，何能及中九丸之安全完善而效速？且中九丸配金蚣丸合服，更有杀腺结核之特效，今君以奇方之获而不自秘，必贯彻其活人济世，与阐扬国学之素志，在今同道中，岂足多者？秘本为张氏祖传，虽不著年代，不著名号，然证以佛氏因缘之说，君其传此十三方之后身欤？何姓同缘巧，志坚若是也！君交游皆国内学术知之名士，余冒昧批叙，图以知己之感，而忘班门弄斧之讥，君其粲然乎？

三十六年三月一日蜀泸程天灵序

---

① 哓：音 xiāo，恐惧声。

周 任 合 序

　　中医精内科，西医精外科，医者、非医者皆言之也。中医之用，在乎药效，西医如是其评论也。中医之核，厥唯秘方，国人尝作如是观也。试合三者之说而衡度之，其皆有至理乎？余曰否否。梁任公亡于刲①肾，胡景翼死于割疗，则西医之外科术有时而穷。内托补托，败毒扫毒，审汗吐下温清和而慎用之，治效每获神奇，则中医何逊于外科也。药之奏效，必出于医法之观察，非贸然所可幸致！承认药效而否定医法，非知者之言也。矜秘方为神奇，秘而不宣，口口相衍，手手延误，每秘其衍误而不自知，犹竟为瑰宝者，不知天下之凡几也。故余之立论，医学无论中西内外，各有其长短得失。医法之可通者，其药效必捷。秘方之致延误者，何用夸其白雪为哉！张觉人医师，精内外科，愈病不以奇炫，治学唯恐弗胜，虽起众生而不欲以名闻于世，已富藏二酉，尚穷搜奇篇而恐或失，隐于医之笃学士也。三十五年四月，余等创办《华西医药》杂志。君自沪上寄以《外科十三方考》正稿，嘱予刊载。读之，深赞其为难得之作。盖《十三方》既为时下业外科者之瑰璧，而各有其方，各自为法，各自其是，居之不疑，迄无考正之者！唯觉人医师辗转求之，终得孤本抄本校而正之，公诸医人，不以独善为能，则今后人于是编广其法而用之，无衍无误，不秘不奇，病人医人，

---

　　① 　刲：音 kuī，义为刺杀，引申为切割。

外科十三方考

皆得其惠。中医精内科，西医精外科之说，可以寝矣！信药不信医之说，可以折服矣！秘方由此广济，鲁鱼得以识别。觉人医师，其为大医王弗，其为大医王乎！

民国三十七年四月周复生、任应秋序于重庆华西医药杂志社

解生灵病痛于倒悬

张氏外科十三方考前言

　　外科十三方，为吾国铃医不传之秘而视为枕中鸿宝者，师传徒授，各有隐藏，从无一人能窥全豹，尤以首方之"中九丸"，更百人百样，故排迷阵，令人莫名究竟。余曾以此方广为访问，达三十年，得来方法皆人各自异。其书则尽属抄录，向无刊本，致一抄再抄，错误百出，且每人仅知一二方或三四方不等，得其全方者，百人中难获一二。己卯秋，客寄重庆，于南区马路一旧书肆中，无意间发现抄本方书一册，翻视之，知为外科十三方之完整本，当即以重价购归，书为咸丰五年（1855）十月抄录本，字虽工整，惜别字重重，有许多处几无法句读，知抄书人非通达者，乃于百忙中抽暇整理之，视同拱璧，出入与俱者历十年。庚辰除夕，又于成都故书摊上获得蓬莱山樵之《集验方》一部，末卷亦附有十三方。惜乎名虽十三，实际上亦仅至数方而止，但其首方之"中九丸"则较一般者为完备，大可与旧抄本及历年师友授受之方法互相印证，幸成全璧，讵非乐事。予今老矣，深恐此三十年苦心搜求之济世良方随吾身以湮没，故特就所知及临床实践之心得，考正而表彰之，并将各古书中与十三方有关之方摘附各方之后，以资参证，俾我国民间之外科疗法得以大放光明于现代，则余愿足矣。

　　乙酉冬，得识杭州沈君仲圭于陪都中医院，沈君好蓄书，与余同癖，谈次知裘吉生氏曩岁编行《绍兴医药学报》时，曾刊有《管氏十三方》一种，大约即系此书。聆言之下，急欲一睹为快，唯该书系民初出版，一时未易觅致。不意旅沪

解生灵病痼于倒悬

以后，忽得仲圭远道惠书，谓管氏方已经觅得，并出重资请人录副寄申，校读一过，方知其书缺略颇甚，但可资参考处亦复不少。去夏回蓉时，乃将稿中处方部分抽出，付诸《华西医药杂志》发表，刊出后，迭接各地同道来函询问一切，并促早出全书。今幸得武汉周复生、香港朱活民两君资助出版，并蒙四川省医药学术研究会列为丛书第二种，故自忘谫①陋而付梓焉。尚盼同道中之精熟此方者，或出示更好方法，或指出本书错误，俾再版时得以更正，尤所厚望焉！

广安张觉人自记

公元一九四八年元月

①　谫：音 jiǎn，浅薄。

初 版 凡 例

　　一、本书中编的十三方，过去曾于《华西医药杂志》分期发表，唯因排印大意，错落不少，先后曾迭接国内外读者来函询问，足见关切与爱护之深，今本书已全部出版，且校对工作由编者亲自负责，错误处当比较稀少。

　　二、本书中的区区十三方，看似极度平凡，可是编者曾为此花去不少的宝贵时间和经济，读者得此书后，务须实地研究制用，使潜伏草野的济世灵方得以发扬光大。

　　三、本书承周复生、程天灵两君附以按语，使原文欠圆满处更易了解，特志谢忱！

　　四、本书方法虽曾由十数草泽高明领教得来，但尚未敢自诩为毫无缺点，读者如获得更有优于本书之方法者，尚希不吝赐教，俾于再版时得以补充，则尤幸焉！

解生灵病疴于倒悬

修订例言

● 拙编《外科十三方考》初版刊行未久，即销售一空，年来经常不断得到各地卫生工作者或非卫生工作者来函购买，甚至新书不得，嘱遍历旧书肆而搜求旧本者，故知此书已受到祖国广大人民的重视和爱护。唯初版本中存在不少缺点，自有修订必要，故于百忙中抽暇改编，续成此稿，以飨读者。

● 十三方的处方、制法，人各不同，编者现藏访到的抄本七个，原有的抄本五个，这十二个抄本中的方法都各有出入，除少数内容大致相近外，余均面目全非。今特将不同的汇录于十三方后，以作参考资料，同时也可知道这种民间秘方因辗转授受，竟变样到了什么地步。

● 原抄本嘱言中所谓四味异药者，乃石青、银翠、金丹、烟硫四物也，所谓三打灵方者，即锅烈也。

● 抄本体例亦不尽同，有的本子有十八问答，有的本子又只有答而无问，有的本子又不拘一格，随便漫谈。初版本未录十八问答，今特补入，以便多多吸收此中经验。

● 编者使用十三方，已历三十余年，积存验案不少，因限于篇幅，未能尽量附入，拟俟将来时间许可时，再行整理付刊。

● 此十三方虽寥寥无多，但如能善于掌握，灵活运用，确能在外科方面解决不少问题，固不必如"韩信将兵之多多益善"也。

● 本书前半部因要保存十三方的真面貌，故对于文字方面，除了错别字及不通顺处酌加润饰外，余均一律依旧，以存庐

传丹道医家之秘方

山真面，故前后文气不同，读者谅之。

●所附红蓼山馆效方，是编者历年积累下来的一些成果，有的是由良师传授得来，有的是由友朋交换所得，小部分则采自他书，都是经过临床使用认为有效的，也有是出了重大代价购获的，今择要选载，读者在适应场合下，不妨放胆采用。

●本书所列方法，希望读者在使用后经常与编者联系，以便彼此交流经验，编者并愿负深入研讨责任，俾使此种民间秘方得以发扬光大，为祖国人民健康忠实服务。

●本人通讯处为四川成都东御街二〇一号附四号。

广安张觉人志于成都
一九五五年二月

解生灵病痛于倒悬

张氏外科十三方考（修订本）

嘱　言

广安　张觉人编订
成都　谢　苹参校

　　夫人之一身，血脉贯通，似河海周流而无丝毫阻滞，设一旦有邪毒窜入五脏、六腑，或风湿中入皮肤肌腠之间，便血脉不行，而患斯作矣。但毒之所发，变应万千，有中于脏者，有中于腑者，有中于阳分、阴分、气分、血分者，种种原因，不一而足。发于阳者，则红肿高大而痛甚，发于阴者，则低塌平伏以灰白，或则日轻夜重，或则昼重夜轻，其呈象颇不一致。症之初起，以草药愈者有之，而久治不效者亦有之，迁延日久，遂有成茧及不收口之诸般坏象矣。吾门在此万般困难，诸医束手时，而有四味异药、十三奇方以济之，此种困难遂迎刃而解，医尽世间奇症，从未轻授外人，得之者可坐获厚利，救济群生，此中至乐，虽南面王不易也。吾子孙当世代遵守，是所至嘱！

　　按：此书标题首冠"张氏"二字，而其嘱言口吻又酷似一家言，其为传子不传婿之世袭物，自无疑义，惜不知传方之张氏究为何人耳！成都老中医张鹏程，售用中九丸达五十年，据云十三方是由彼七世祖张云航传出，云航在乾隆时任太医院长职，于江西龙虎山遇道士吕某，传授此方，向皆由彼族世代单传，不授外人，至道、咸时，始渐由戚属传之外人云云。或云满清中叶，农民蓝大顺起义抗清，兵至大渡河，川督刘秉璋派唐泽波（人呼唐帽顶）军门前往堵截，时刘患重笃目疾，几至失明，诸医束手无策。慈禧后乃派太医院医官米衡如来川，为刘诊治，据云此十三方即由米氏传出，且当时传出者有内十三方与外十三方两种，此方偏重内服，故名内十三方，外十三方则更少流传。是否如此，姑妄记之，以备一说。唯蓬莱山樵本中另有丁氏外科十三方一种，内容与此本大异其趣，今特将其书名转记此处，以示大略。（方名已另附于书末）

又据黄承昊《折肱漫录》第七卷，肿毒条有云："凡患毒者，多服十三方及仙方活命饮以败毒，但老弱之人不能堪此，故薛立斋以托里败毒散易之。"又《医药编》有云："一人患疟，久不愈，以金蚣丸投之，疟止"云云。黄氏为明季万历丙辰进士，《折肱漫录》成于崇祯乙亥，是外科十三方之来，当不始自清代矣。

（按：李时珍在《本草纲目》银膏条说："今方士家有银脆恐即等。"可见中九丸之发明在明或明以前了。）

上编 总 论

十三方源流歌

> 侬等著论总提纲，阴阳内外悉分张，
> 痈疽发处分赤白，疮疖起时别暗光，
> 满腹仁恩留赤子，一腔慈爱著青囊，
> 百骸中毒分表里，三关直透识阴阳，
> 回生妙术传釜水，救死奇方著蜀疆，
> 且看杏林多秀色，须知橘井有泉香，
> 愚民莫负侬医惠，转盼乾坤乐更长。

按：此歌中"釜水"二字，系吾蜀自流井之古名，"著蜀疆"三字，又显指四川而言。据此歌词意推敲，此十三方之创始者似为蜀人无疑；但从另一解释，则此十三方之创始者虽不属蜀人，而挟技浪游来川，侨寓釜水，乃将此方授诸蜀人，亦或有之。惜无医史可考，只可作此猜测，留待后来者之参证耳。

痈 疽 总 论

夫痈疽之症，本由心经而发，何以发自心经，因实火动而成痈疽，虽有各症，亦当分内因、外因、不内外因。内因者，乃心、肝、脾、肺、肾及心包络等处，或因寒热而血凝气滞，或由膏粱厚味而遗诸毒；外因者，乃肩挑背负，劳苦奔趋，而迎暑湿风邪，扰动气血不和，此外因也；不内外因者，乃五脏受伤而邪毒透入也。痈疽之发，分筋、骨、韧、皮、肤五类。痛发于血脉之间，属阳，为顺症；疽发于筋骨之内，属阴，为逆症。发于皮内者为疡，发于肤上者为疖。凡症宜视阴阳，详察善恶，若见三善①，纵然沉重，亦无大害；如见四恶②，虽然微小，亦必丧亡。凡业医者，不可徒从表里、寒热而辨阴阳，以贻害于人也。

痈疽总论歌

痈疽原是火毒生，经络阻隔气血凝，
外因六淫八风感，内因六欲并七情，
饮食起居多失慎，肩挑背负损其身，
膏粱之变营卫过，藜藿之躯气血贫，
疽由筋骨阴分发，痈从阳分肉脉生，
疡起皮里肉之外，疮发皮肤为失荣，
阳盛焮肿赤痛易，阴盛色暗陷不疼，
半阴半阳不高肿，微痛微热红亦轻，
五善为顺七恶逆，见三见四可分明，
临症色脉须详察，温凉补汗攻应分，
善治伤寒杂症易，能察痈疽肿毒精。

痈疽总论歌解

经云："诸痛痒疮，皆属心火。"故曰痈疽原是火毒生。痈疽皆因营卫不和，气血凝结，经络阻隔而生，故曰经络阻隔气血凝。其因有三，内因、外因、不内外因是也。外因者，

---

① 三善：参见"痈疽五善歌"。
② 四恶：参见"痈疽七恶歌"。

17

解生灵病于倒悬

由于春之风，夏之暑湿，秋之燥，冬之寒，当其时而至，则为正气，非其时而至，或过盛，则为淫邪。凡此六淫为病，皆属外因。亦有因八风相感，如冬至日正北大刚风，春分日正东婴儿风，秋分日正西罡风，立夏日东南弱风，立冬日西北折风，应时而至，则生养万物，不应时而至，则杀害生灵万物，若人感受，则内生重病，外发痈疽。凡此八风为病，皆属于外，故亦曰外因六淫、八风感。内因者，耳听淫声，目视邪色，鼻闻过臭，舌食滋味，心思过度，意念妄生，皆损人神，凡此六淫为病，皆属内因，故曰内因六欲并七情。不内外因者，饮食不节，起居不慎，过饮醇酒则生火，消烁阴液，过饮茶水则生湿，过食五辛则损气血，过饥过饱则伤脾胃，凡此种种，皆饮食之致病；昼夜过劳，担轻负重，跌扑损坠等类，损其身形，夜不静息，强力入房，劳伤精气，此起居之病也。其起于膏粱厚味者，多令人营卫不和，火毒内结。起于藜藿薄食者，多令人胃气不充，气血亏少。凡此种种，皆为不内外因。人之身体，计有皮、脉、肉、筋、骨五层。发于筋骨间者曰疽，属阴；发于血脉间者曰痈，属阳；发于皮里肉外者曰疡毒，只发于皮肤上者名曰疮疖。凡痈疽阳盛者，初起焮肿，色赤，疼痛，则易溃易敛，顺而易治，以其为阳证也。阴盛者，初起色黯，不红，塌陷，不肿，木硬不疼，则难溃难敛，逆而难治，以其为阴证也。半阴半阳者，漫肿不高，微痛不甚，色不甚红，此症属险，若能随症施治，不失其时，则亦可转险为顺，否则逆矣。五善者，五善之症也，诸疮见之则为顺，则易治；七恶者，七恶之症也，诸疮见之则为逆，则难治。凡患痈疽者，五善为顺，七恶为逆，如见三善者必生，见四恶者必死矣。尔后学业医者，当于临症之际详察其色，宜温者则温之，宜凉者则凉之，宜补则补，宜汗则汗，宜攻则攻，果能如是，庶有济而不误也。

然而外症痈疽，犹如内症伤寒，能善治伤寒者，则杂症无不易治，能善疗痈疽者，则诸疮无不精妙，盖以其能辨表里、阴阳、虚实、寒热也。

痈疽阳证歌

阳证初起焮赤痛，根束盘清肿如弓，
七日或疼或时止，二七疮内渐生脓，
毒随脓出精神爽，腐脱新生气血充，
嫩肉如珠颜色美，更兼鲜润若榴红，
自然七恶全无犯，应当五善喜相逢，
须知此属纯阳证，医药调和自有功。

按：凡痈疽初起，焮热赤痛，根束者，晕不散也；盘清者，不漫肿也；如弓者，高肿也，易溃易敛，此为顺症。详察细审，自易见功。

痈疽阴证歌

阴证初起如粟大，不红不肿疙瘩僵，
木硬不痛不焮肿，疮根平大黯无光，
三七之后不溃腐，软陷无脓结空仓，
疮上生衣如脱甲，孔中结子似菌房，
紫黑脓稀多臭秽，如见七恶定必亡，
须知此属纯阴证，纵有岐黄命不长。

按：凡痈疽初起，不红不肿，不焮热，状似粟米疙瘩，木硬不痛，七朝之后，不溃不敛，疮上生衣，如脱壳样，口如花结子，此属逆症。倘见七恶，必定死亡；如现五善一二者，尚可勉强救治，否则徒劳。

阴阳相半歌

阴阳相半属险症，阳吉阴凶生死昭，
似阳微痛微焮肿，如阴半硬半肿高，
肿而不溃因脾弱，溃而不敛为脓硗①，
五善之症虽兼有，如现七恶岂全逃，
饮食若能知味美，二便调和尚可疗，
按法医治应手效，阳长阴消自可调。

按：半阴半阳，皆属险症，似阳不甚烧热，似阴不甚木硬，多现顺症宜可救，如现逆症则难疗。如阳升阴泄②者，纵然多险，尚有一线生机。

痈疽善恶歌

法则无他审症先，阴阳两症必须参，
五善七恶休咎定，明哲先当仔细观。

按：夫病分内外，审症宜详，病由脏腑经络而发，痈疽亦自脏腑而成，内症必先察其表里，外症亦当审其阴阳，审症既确，施治自易。痈疽阳证之形，发为红肿，大烧大热，头尖色赤，病者时畏寒热，口干发渴，不思饮食，只喜茶水，此阳证也。阴证色青，不烧不热，不红不肿，患者饮食不多，精神犹畅，此阴证也。又有阴证似阳者，患部先红而犹赤，时烧时退，或有或无，疼痛不堪，口中焦渴，人多眩晕，此阳证兼阴也。如患者周身寒冷，泚③汗淋漓，疮头丰满，色多

---

① 硗：音 qiāo，土地坚硬不肥沃，引申为痈疽脓成不溃之状。
② 阳升阴泄：言机体阴阳升降正常。
③ 泚：cǐ，汗出。

黑赤，头尖体圆，此阴证兼阳也。欲治外症，无他妙法，当先辨其阴阳，次当详其五善、七恶。五善者，一声音洪亮，二精神舒展，三疮形阳证红紫，阴证赤白，四饮食无减，五静睡不烦，此善症也。若得一二善者，所患虽重，亦自无虞。七恶者，一声音沉滞，二坐卧难安，三头多眩闷，四阳带黑赤，阴带红紫，五瘀血时流，六周身寒冷，七人多恍惚，此七恶见其一二者，皆不可救药。业此者审察宜详，不可疏忽大意。

痈疽五善歌

心善精神爽，言清色润鲜，
不躁不烦渴，寤寐两相安。
肝善身轻便，不怒不惊烦，
指甲红润色，起坐觉安然。
脾善唇滋润，知味喜加餐，
脓稠不臭秽，大便不稀干。
肺善声音响，不喘无嗽痰，
皮肤光润泽，呼吸气相安。
肾善不午热，口和齿不干，
小溲清且白，夜卧静如山。

痈疽七恶歌

一恶神昏愦，心烦舌燥干，
疮色多紫黑，言语见呢喃。
二恶身筋强，目睛正视难，
疮头流血水，惊悸是伤肝。

解生灵病痛于倒悬

三恶形消瘦，疮形陷又坚，
脓清多臭秽，脾败食不甘。
四恶皮肤槁，痰多韵不圆，
喘生鼻频扇，肺绝定归泉。
五恶时引饮，咽喉若燎烟，
肾亡容惨黑，囊缩死之原。
六恶身浮肿，肠鸣呕呃繁，
大肠多滑泄，脏腑败之端。
七恶疮倒陷，如剥鳝一般，
时时流污水，四肢厥逆寒。

诸般坏症歌

初起如粟痒微生，未老头白痛渐增，
一日寒热发战起，三四发泡硬如疔，
昼夜昏沉痒不止，四红五紫六日青，
人若犯此无脓症，十人之中九不生。

按：此歌一本见于疗疮门，一本见于总论后。以体例论，似当列于此处，故不嫌复出，重录于此。

又按：综上论歌，不仅为十三方考之上编，实系外科入门必读之阶梯，医人若不熟诵前列九首论歌，则临症审病，即无从辨别阴阳、善恶，盼读是书者，尤不可以陈言俚词目之。

中编　方　剂

处　方　篇

十三方中最神秘而令人难于索解者，厥为首方中之"中九丸"，十人十样，使人莫名所以，尤以三打灵药为特甚，银翠次之，金丹、石青，则所差尚属无多。今特先将四味异药之制法详述于前，以中九丸配合法殿之于后，然后再及其他之十二灵方，以成其全。

锅 烈 制 法 （即三打灵药）

［处方］ **水银**一两　　**白矾**一两微煅去水分　　**火硝**一两焙去水分

　　　　食盐一两焙干　　**朱砂**五钱　　**皂矾**一两

［制法］（1）先将白矾、火硝、食盐、皂矾、朱砂共研极细，再加水银又研，直研至不见水银星珠时为止，分作三份备用。（按：应该是将盐、矾、硝、皂共研，分作三份，取一份与水银同研，朱砂只作衣用。）

（2）以一份堆于小铁锅内，上以大碗覆之，随以醋调熟石膏粉，将碗同锅连接处涂封严密，勿使泄气。

（3）以炒干黄土（即黄土之炒去湿气者，用赤石脂更好）或极细河砂，将碗掩住，但须露出碗底，并以铁圈重物套压碗底，不使移动，碗底置浸湿棉花一团，外以大铁钉三只（或用火盆上炖食物的铁三脚架，更妙），插于地面土中，将锅安置钉上，约离地高七指许。

（4）以微火烤胎，焚香计之，俟一炷香尽，再以文火升炼，俟第二炷香尽时，又以武火（即烈火，以焰离锅底约二指许为度）升炼，俟三炷香尽时，察看碗底棉花是否由湿而干，更由干而成黄黑色，如已成黄黑色，即离火待冷。

（5）将已冷丹锅，轻轻除去黄土、石膏，揭开丹碗，灵药即升碗上，色白者嫩，色紫者老，色红者恰到好处是上品（如碗上有水银星珠，是武火用早，水银首先飞上，不可使用），此为一转，又名一打。

（6）取第二份药末同一转扫下丹药调匀，合为一处，如前升炼三炷香，冷定取药，是为二转灵药。（按：丹底不参加再打。）

（7）取第三份药末同二转灵药调匀，合为一处，如前升炼三炷香，冷定取药，是为三转，三转已毕，所得之药即为三打灵药，亦名"锅烈"。药经三打，则水银之本性死绝，服食遂无流弊。丹底可搽诸疮，功能止痒定痛，长肉生肌，不可弃去。

金 丹 制 法 （亦名锅丹）

[处方] **倭铅**三钱　　**漳丹**二两

[制法]（1）将铅放入倾银罐内（即耐火黏土罐，昔日熔银时常用此罐），置于火上熔化之。（按：亦可用坩埚。）

（2）将漳丹徐徐撒于已熔铅上，藉重铅气熏蒸，并于黄丹中间搅一凹处，俟蒸至凹处发现黑色，四周兼现黄色时，是即合度之证（大约一炷香时即可蒸透），冷定，去铅取丹，是即金丹，亦名"锅丹"。

按：漳丹即系"黄丹"，黄丹是铅经氧化而成，故化学上名"氧化铅"，今再加此段处理后，遂一变而成为"过氧化铅"，其作用不同于原来黄丹矣。

石 青 制 法

[处方] **白砒**二两　**硫黄**四两

[制法]（1）将砒、硫共研细末，投入坩埚内，上覆铁板一块，以铁丝缚紧，再用盐泥将罐全体封固（或以醋调石膏亦可），俟干听用。

（2）将已干丹罐放木炭火中烧之，揣度罐中药已熔化（约香三炷），乃取出待冷，剥除泥壳，揭去铁板（手势应轻，勿使盖上所升之药落下），升于盖上面色如黄芽者为烟硫，沉于罐底面色带暗绿者为石青，将此暗绿色物取出研细备用。二物虽然同出一本，性却截然不同，盖烟硫有毒而石青无毒也。

按：石青即近代化学颜料制品中的"巴黎绿"，因其含有砒素，故欧西曾用以配制疟疾成药。唯近时巴黎绿之制法大都改用亚砷酸铜、碳酸钾、硫酸铜等为原料，兹特介绍一法，以供参考：

砷绿（Scheele，Sgreen）——砷绿之主要成分为亚砷酸铜。制法用氧化砷一份，和碳酸钾二份，再加水三十份煮之，氧化砷即溶解而成为亚砷酸钾，然后再于此温液内加入硫酸铜溶液二份，立即有沉淀发生，将此沉淀滤出干燥之，即成砷绿，其反应式如下：

$$2K_2CO_3 + As_2O_3 \rule[0.5ex]{2em}{0.4pt} K_4As_2O_5 + 2CO_2 \uparrow$$

$$K_4As_2O_5 + 2CuSO_4 \rule[0.5ex]{2em}{0.4pt} Cu_2As_2O_5 + 2K_2SO_4$$

如于碳酸铜溶液中加入氧化砷而煮沸之，亦生绿色沉淀，将此沉淀滤出干燥之，亦可同样得到砷绿：

解生灵病疴于倒悬

$$2CuCO_3 + As_2O_3 == Cu_2As_2O_5 + 2CO_2\uparrow$$

砷绿耐日光及空气之力甚强，惜因其含有毒质，故用作颜料不甚普遍，其主成分可以 $Cu_2As_2O_52H_2O$ 表之，易溶于稀酸内，灼热之，即发生白色氧化砷气体，残余黑色氧化铜。

银 翠 制 法

[处方] **纹银**—两　**石青**约—两

[制法] （1）将银打成薄片，剪成小块，投入倾银罐内，火上熔化。

（2）取石青末约六七钱，投入已熔银上，以铁箸搅拌，银即自然起发，如不十分起发时，可再投石青末三四钱，必能起发。所用石青不拘多少，总以银质发透为率。

（3）将发透之银取出打碎，研为细末，飞去灰渣，其色与靛花相似（翠色），故名银翠，将其浸入冷水，每日换水二次，七日夜后，火毒即尽，收贮备用。

按： 银翠系以银同石青制成，石青成分为硫与砒，硫、砒同银相作用后，即成功"硫化银"同"硫化砒"，故对含螺旋体之梅毒有特殊制伏力量，再同三打灵药及过氧化铅等配伍后，更收相得益彰之效。

翠者，殆以其色名也，并有呼为"银碎"（按：或呼"银脆"）者，亦不无理由，以其碎银成粉也。一以色名，一以象名，各有取义，未可厚非。

顾世澄《疡医大全·痔漏门》中，有退管方一个，绝类银翠，仅制度不同，特录于后，以资参证：

（甲）**瓷石**六两

打如豆大，用白及水浸数日，取出，以硫黄粉为衣，入罐升三小时，得丹约三钱。

（乙）**辰砂**四两　**明矾**四两　（另入罐升成丹）

（丙）**纹银**一两　**硫黄**三钱　**白砒**三分（炼化成粉）

将以上三种药末各秤等分，研匀，米糊为丸，如粟米大，每服一分，白芷汤下，服后约半日间，下部即觉胀痛，用手拍左右臀，管即自出，俟出尽时，以生肌药收功。管口小者，先以烂药烂开，管即易出；欲管速出者，可再用蓖麻子煎水洗之。

附：灵药释性

锅烈：辛平无毒。功能祛湿、杀虫、活血、解毒、化痰、解郁。

金丹：辛平无毒。功能治吐逆、反胃、坠痰、杀虫。

银翠：辛平无毒。合药能治一切奇疮怪症，内服功能敛口生肌。

石青：大热。因其有砒，故能解水银、轻粉①之毒。善治一切风湿，筋骨作痛作肿，又能解一切寒凉药毒，及疮不收口，作寒作热等。更能领导水银、轻粉循行筋脉，以解周身痰气，乃诸药中之极热者。不可不用，亦不可多用。

杨鹏先《经验救急方》乾坤夺命丹：

生白信石一两研末　**生硫黄**一两研末　**白蜡**一两

三宗标准，不可缺少分量，将蜡熔化，即下二药合匀，出锅为丸，每丸四分备用。

此药治男女一切气寒、食寒、阴寒，及妇人白带，男子肾寒、白痢、泻下等，一切下部寒凉之症，并皆治之。如男

---

① 轻粉：行内又称扫盆。

解生灵病痛于倒悬

女阴寒，病在危急，速服此药，待至二十分钟时，无不立刻回生，每服一丸，小儿半丸，开水送服。

按： 此即石青之加白蜡者。

烟硫： 其性好走，善入肌肤，为祛风邪、疗诸癣之要药。但有大毒，故只可外用，不可内服。（按：治癣甚灵。）

第一方　中　九　丸

歌曰：中九丸来味不多，说破异药笑哈哈，任他诸般奇怪症，每服数丸起沉疴。

［处方］ **锅烈**一钱　　**金丹**一钱　　**银翠**三钱若脓寒加石青五分

［制法］ 共研细末，用面糊趁热合药为丸，如凤仙子大备用。

［用法］ 每服一分，病重者，可由二分加至三分，用温酒或温开水送服，服至毒消尽时为止，忌食萝卜。如系阴证，可加石青一钱，余症不用；畏寒者，可加百草霜五钱。疗疮忌服，小孩量减。服丸之后，间有发现头晕者，不必畏惧，过一时即消失矣。

中九丸的又一配合法

［处方］ **锅烈**六钱　　**金丹**三钱　　**石青**四钱　　**银翠**四钱

　　　　 蟾酥二钱　　**熊胆**三钱　　**珍珠**二钱　　**麝香**一钱

［制法］ 以枣泥为丸，如小黑豆大，朱砂为衣。

［用法］ 每服二三丸，用龙眼肉包好，白糖开水送服，每日二次，病重者，可服三四丸。血燥之人可加牛黄，如无牛黄，可用九转胆星①代之。

---

① 九转胆星：即天南星经胆汁炮制后之品。

天灵按：此丸经编者临床实验，较前法配成者尤为无弊，不过成本未免高昂耳。

中九丸以金石药为主体，功能清血解毒，性热而猛，窜经走络，逐毒下趋。专治阴疽恶毒，及阴阳夹杂，症偏于阴者，无论身体何部生疮，凡漫肿无头，日轻夜重，皮色不变，顽麻木硬等患，均可服用此丸，未成者消，已成者溃，和平稳便，确有殊功。西南民间游方老医，对于初学后进，或遇局外人时，每每高声吟着："祖师口传中九丸，锅烈金丹誓不言，用到石青不用处，方知银翠要口传，子孙永宝如金玉，不需富贵置田园"的俚歌以自炫，并故意表示其十足的神秘态度，一若获此方后，即可上傲王侯矣。如欲请教一番，更非重贽不可，即使一旦执弟子礼时，又多以"教一路，留一路，免得徒弟打师父"的行动来敷衍塞责。济世灵方遂为若辈愈传愈伪，良深浩叹！

天灵按：中九丸的主要成分为灵药、金丹、银翠、石青等，其主药为砒、汞，砒，为梅毒的特效药，故其治"痰核瘰疬"者，乃梅毒性之淋巴腺肿也，其治"周身湿热古怪症"者，乃梅毒之全身溃烂也。梅毒为普遍传染之性病，非草根木皮所能生效，在"六〇六"、"九一四"等化学制剂未发明前，则中九丸之神奇，固应视为仙丹，尤为一般操外科业者之衣食秘方，自无疑义。有服此药后而发生腹痛、吐泻、头晕等乖象者，乃铅、汞、砒的中毒现象，下次如减量服之，自无此弊。又中九丸中如除去金丹，则可以之治疗痰哮喘急及顽固疟疾，均极神验。

解生灵病病于倒悬

第二方 金 蚣 丸

歌曰：金蚣丸内用蜈蚣，全蝎山甲与僵虫，朱砂雄黄同配合，痰核瘰疬散无踪。

[处方] **金头蜈蚣**十五条去头足微炒　　**全蝎**二十个去头足米泔水洗

山甲二十片土炒成珠　　**僵蚕**二十条炒去丝　　**朱砂**二钱

明雄黄二钱　　**川军**三钱

[制法] 共研细末，黄酒、面糊为丸，如绿豆大，朱砂、雄黄为衣。

[用法] 每服三十至五十粒，空心温黄酒送服，老弱量服，汗出即愈，未成者消，已成脓者，次日即溃，已溃者忌服。如系痰核瘰疬，可兼服中九丸五至十粒以辅助之。又如患者体质柔弱，消化不良，服中九丸后腹痛作泻者，可兼服此丸，即可减退其副作用。

按：此方以毒性动物为主药，功能祛风破瘀，消肿镇痛，凡阳证之红肿热痛高起者，如发背、疔疮、横痃，及小儿上部疙瘩（脖上、脖下，及头面等处）等疮，皆有相当疗效，唯下部各疮不能适用，盖以风药多行上窍也。疮非气血凝滞不生，此方以蜈蚣、山甲、僵蚕、全蝎等药之上升，以祛风活络，雄黄、朱砂、大黄等药之下趋，使毒出有路，一升一降，毒散结去，气血得以流行，疮亦因此痊愈，他如小儿上部疮疖等，见效尤速。

又古方"五虎下西川"，即金蚣丸之多蝉蜕者，但据我收藏的十三方抄本中，亦有三本方中有蝉蜕，可知本方是从五虎下西川蜕化出来的一个验方。原方如次：

金头蜈蚣一条去头足糯米炒黄色　　**全蝎**五钱洗去盐焙干

蝉蜕五钱去头足　　**穿山甲**五钱陈土炒　　**僵蚕**五钱炒去丝

共研细末，苕面为丸，如绿豆大，朱砂为衣，壮者每服二十丸，弱者十丸，土茯苓汤下，忌油荤，及一切发物，凡一切杨梅毒疮，鱼口横痃，不问已溃未溃，皆可治之，无不验者。

按：五虎下西川方甚多，此其最古方也（又一方有斑蝥，无山甲）。

又钱塘赵恕轩①《串雅编》及《种福堂公选良方》中之"鳞鲤丸"，皆与金蚣丸方十九相同，且较金蚣丸完善而稳妥。据赵氏云：即铃医之"八面锋"，为一切无名肿毒之特效专药，而于瘰疬一症尤具特长，故编者每于用金蚣丸处，皆易以此方，不仅效力确实，而且更少流弊，今录其方于次：

归尾五钱　　生军三钱　　蝉蜕二十只去头足　　乳香一钱　　没药一钱

制黄芩三钱　　全蝎二钱　　连翘三钱去心　　防风二钱五分

羌活二钱五分　　雄黄水飞七分　　僵蚕二十五条姜汁炒

牛胶一两土炒　　荆芥二钱　　桔梗二钱

金头蜈蚣四条，去头足，分作四种制法：

一条用姜汁搽，焙干；一条用香油搽，焙干；一条用浓醋搽，焙干；一条用油搽，焙干。

上制后，共合一处，研细末备用；再以穿山甲四两，亦分作四种制法：

一两用红花五钱煎汤煮，焙干；一两用牙皂五钱煎汤煮，焙干；一两用紫草五钱煎汤煮，焙干；一两用苏木五钱煎汤煮，焙干。

上制后，亦混合一处，研末备用。

将上面各种药末共合一处，以米醋打糊为丸，外以朱砂

① 赵恕轩：清代医家，有《串雅内编》四卷、《串雅外编》四卷。

解生灵病痛于倒悬

五钱为衣，每丸重一钱二分，瓷瓶收贮，以麝香五分养之。服时以一丸，热酒送服，未成者内消，已成者出脓，神效非常。金蚣丸药味即此方之一部分，与蟾酥丸处方亦小异大同，其为外科之重要方，可得而知。且此方之前数味，乃"神授卫生汤"药味，功能宣热散风，行瘀活血，解毒消肿，故为外科门中之首要方，且较金蚣丸尤为周到而踏实。编者每于用金蚣丸处，皆易以此方者，亦以其周到而踏实也。

吾蜀梁山杨旭东《蜀中医纂》有"骊龙珠"一方，为痈疽总方，专治一切痈疽肿毒，不论已溃未溃，俱能散毒收口，生肌长肉，方名之下标明为"内庭方"，亦即鳞鲤丸、金蚣丸之小有不同者。唯方中蜈蚣系二十条，将穿山甲、蜈蚣制好后，每以穿山甲末一两，蜈蚣末二钱，配入群药之中，每丸重一钱五分；全蝎又系用荷叶包炮之，此小异耳。欲知其详，可覆按原书。

又赵氏《串雅编》中之"八厘金"，主治痈疽发背，疔肿疮毒，未成者服之，内消甚效，察其处方药味，殆亦金蚣丸之加味，故并录于此，以作他山之助。

番木鳖水浸去皮油炸枯五钱　**蟾酥**二钱　**僵蚕**二钱　**乳香**二钱

没药二钱　**胆矾**一钱　**蜈蚣**三钱　**山甲**一钱　**血竭**一钱

朱砂三钱　**蝉蜕**一钱　**川乌**一钱　**雄黄**一两　**麝香**五分

上共研末，于五月五日修合，水泛为丸，如莱菔子大，上部病饱服，下部病饥服，每以八厘，陈酒送下，小儿酌减。

他如赵氏之十宝丹，《串雅补》① 之回生丹，《青囊秘授》之全生丹，《外科大成》之六军丸，蓬莱山樵辑方之观音救苦丹等，皆与金蚣丸如出一辙，原书俱在，未遑尽录。

① 《串雅补》：五卷，清·鲁照（三桥）编。

天灵按：金蚣丸以蜈蚣、山甲、全蝎等为主药，故主药之分量宜重，因全蝎、蜈蚣、山甲等对腺结核有疗效，自宜重用。且此方功能镇静神经，如加入麝香，更可治疗小儿惊风抽搐。

第三方　三　香　丸

歌曰：丁木茴香三香丸，砂仁紫苏黄芩兼，白术茯苓陈皮草，干姜泽泻香附全，猪苓木通同草果，天花粉末面糊丸，一切寒凉虚危症，饮食不进可加餐。

[处方]　丁香二钱　　木香三钱　　小茴七钱　　砂仁五钱

　　　　紫苏七钱　　黄芩一钱　　茯苓三钱　　白术三钱

　　　　陈皮三钱　　干姜一钱　　泽泻一钱　　香附二钱

　　　　木通一钱　　草果五个　　花粉三钱

[制法]　共为细末，面糊为丸，绿豆大。

[用法]　每服三钱，空心姜汤下。

此方专治一切冷痰危症甚效，若患者体质虚弱，胃纳不旺，服中九丸后发生恶心、呕吐、头眩、腹痛，及泄泻者，可加此丸三钱同服，即可免除乖象。此方药味殊嫌庞杂（与木香流气饮略有出入），倘因服中九丸后发生呕吐者，亦可用炒山栀及白蔻，加入香砂六君子汤中服之，效力亦与本方之作用相等。

第四方　化　肉　膏

歌曰：化肉灵膏妙无穷，桑麻石灰一样同，二乌灵仙同煎水，淋漓入锅看雌雄，五灰虽然同此用，加减较彼有神功。

[处方]　桑枝灰五升　　麻梗灰五升　　广石灰五升未发者（按：一

解生灵病痛于倒悬

方有芥灰五升）

　　[制法] 共合一处备用，另以威灵仙一两，川乌一两，草乌一两，野芋头一两，生半夏一两（按：一方是用生南星），巴豆五钱共为咀片，煎成浓汁，将前灰放在竹箕内（先用稻草垫底），继将药汁淋于灰上，滤下之水，用器接收（滤得之水，以沾于舌上如针刺者为佳），约一大碗，入锅慢火煎之，俟浓缩到相当程度时，再加白矾一两，收膏贮瓶，黄蜡封口备用。

　　[用法] 用时将药取出，研细如泥，挑出少许，涂于疮之中央，其药力自能散布四周，以奏化腐消毒之功。如觉疼痛，可揭开检视，如患部四边有红线样物时，即喷以冷水一口，其痛可立止。倘腐烂已去，欲生新肌时，可将此膏少许，用水调如淡茶色，用新笔蘸水，于疮上洗之，即可逐渐生肌敛口。

　　此膏之腐蚀力甚大，故使用之后异常疼痛，因其作用乃化学上之"氢氧化钾"也。现今新药群中颇不乏相同之物，如硫酸铜、硝酸银、石炭酸等，皆具有相同之腐蚀力量，如感觉自制麻烦时，亦不妨以此类化学品代用。《赤水元珠》有"化瘤膏"一方（即五灰膏），其处方虽与本方不尽相同，而其作用则完全一致，今摘录于此：桑木灰、枣木灰、桐壳灰、莜麦灰各二升半，共和一处，放于已垫稻草之竹箕中，淋汁约五碗许，入斑蝥四十只，穿山甲五片，乳香五钱，冰片一钱，用水煎作一碗，以瓷器盛之。用时以新石灰调膏敷之，干则随以清水润之。

　　"化肉膏"之作用专在追蚀恶疮腐肉，唯嫌其性质过暴，远不若《外科精义》之"针头散"及《仙拈集》之"脱烂散"来得王道，故余意不若径以二方之一以代替之，更为圆满。

天灵按："化肉膏"中之桑枝灰、麻梗灰所含成分为"碳酸钾"，加入石灰后即一变而为"氢氧化钾"，具有强腐蚀作用，伍以巴豆，其化腐之力愈益强大，他如灵仙、胆星、半夏、二乌等物，则取其能麻痹神经以减轻痛苦，配方制法，颇为巧妙。

第五方　药　　线

歌曰： 诸家药线不相同，吾门药线有奇功，虽然砒矾一样用，火候之中看雌雄，不论痰核并茧骨，化腐干脓显神通。

[处方]　**白砒** 三钱　　**明矾** 七钱

[制法]　上各研细末，先于锅中滴麻油几滴，次将砒末放入，再将明矾末盖于面上，将锅在武火上烧之，俟砒、矾干结成饼，烟将尽未尽时，取出研末，以面糊做成细条（如粗线丝）备用。经此制炼之后，砒性已纯，凡瘰疬成茧，及痈疽之久不干脓等，皆可用之。

按： 此线为"三品一条枪"及"枯痔散"之基本方，亦有名"大药"者。《景岳外科钤》名"枯痔水澄膏"，赵宜真炼师已收入《青囊杂纂》，临安曹五，加黄丹、草乌、蝎梢，名"如神千金方"，为高宗取痔得官。《金鉴》加轻粉、蟾酥，始名"枯痔散"，顾世澄《疡医大全》又去蟾酥，加入朱砂，亦名枯痔散。陈实功《外科正宗》，比《金鉴》方多天灵盖一物，徐灵胎谓此物大伤天和，万不可用，然《正宗》此方原非陈氏自创，盖始于《张氏医通》，陈氏殆其附从者。鲍云韶辑《验方新编》时，又去轻粉而加入乌梅，以调整其腐蚀力量。他如《外科金针》、《外科花蜜》等书，亦采入之，殆皆祖述大全耳。方药之去取增减，姑置勿论，唯搽后能造成人工发炎以枯干痔核者，皆砒、矾之力，不过随人增减，各夸巧妙而已。

《外科大成》之痔漏退管药线方中，有一方亦仅砒、矾二味，只制炼方法微有不同，亦摘录于此，以示此方作用之广：

白砒五钱，明矾一两五钱，将白砒入铁锅内铺匀，上盖明矾末，以火煅之，至矾枯时，喷冷水一口干砒上，随以棉纸盖于砒上，再随喷水三、五口干纸上，从锅盖边纸上看之，以有白霜透出时为率，如无白霜发现，可再煅再喷，直至有霜时为止，去纸，入去油乳、没各少许，盖于矾上，离火候冷，取出为末，以面糊为条备用。用时将此条插入漏孔，待管退出时为度。如于此方之中再加入蝎尾七枚，生草乌末一钱，即为最佳之枯痔药，编者枯痔时亦常用之。其他《外科百效全书》之"点玄丹"，亦系砒、矾二物，且云善治恶毒，可见此药线一方专作去腐蚀绵之泛用品，盖顽固腐肉，非仗此种大刀阔斧之猛烈峻剂，实不能去此冥顽不灵之大患也。

此线短处是去腐甚痛，病者多不乐接受。王肖舫氏则以"蛤豆条"代之，化腐不疼，且极稳妥。其法系以文蛤一个，焙至焦黄色，再取生巴豆三粒，去皮心，焙研细末，加冰片少许，共合一处，调捻为条（以巴豆油质能黏和成条为度，否则须相势加油加药）。此条用时烂而不疼，功在药线之上。

第六方　紫霞膏 （按：是千捶膏的一种）

歌曰：紫霞膏贴远年疮，铜绿轻竭乳没良，麻仁松香合一处，白蜡清油要相当，顽疮恶毒不收口，一贴之后效非常。

[处方]　铜绿五钱　血竭五钱　乳香五钱　没药五钱

松香二两　蓖麻仁一百粒　轻粉二钱

白蜡一两（按：一方有儿茶，无轻粉）

[制法]　先将前五味共研细末，投入石臼中，再加轻粉

及蓖麻仁、白蜡，并滴入清油十数滴同捣之，约二三千杵时，即可成膏，如不成膏，可再加蓖麻仁数十粒再捣，直捣至臼内膏软如棉，十分融和时为止，收贮备用。（按：制法可采徐氏法。）

[用法] 此膏善除湿热，拔毒生肌，凡夏秋之间感染湿热发疮者，以此贴之，其去腐生肌之功甚捷。他如梅毒、臁疮，亦有特效。

近人徐喆臧《验方精华》中之病串"紫霞膏"，较此方小有差别，唯其制炼方法则甚可取法，故转录之，以作本方参考：

制松香六两　**制乳没**各六钱　**血竭**四钱　**铜绿**二钱　**潮脑**六钱
朱磦三两　**腰黄**八钱　**麝香**八分　**蓖麻仁**三两　**儿茶**四钱

上十一味，除松香、蓖麻仁外，各先后研末备用，各药分量以研末后净秤为准，故在未研之前，当各多备若干，免致研后不敷。合膏时，以石臼捣松香使烂，次加蓖麻仁，三加铜绿，四加儿茶，五加乳香，六加没药，七加血竭，八加潮脑，九加朱磦，十加腰黄，末后加入麝香，合好之后，贮于碗内，用纸封固备用。

上列各药重量，系就一料计算，如一次多合则手续较省，但松香既多，桩捣必难，故当事先预约数人工作，以便更番轮换，务使手不停杵，愈熟愈妙。捣时如药嫌干，可酌加蓖麻仁若干粒以调整之，如年久膏硬时，亦用此法调整。

此膏专治病串，未成者自能消散，已溃而流脓液者，当酌加轻粉、犀黄以协助之，在摊膏时，须隔水炖融，切忌直接火烘，或在临用时就热水壶上温融之，不可采用直接火烘，因膏中麝香经火则气泄而效减也。

制松香法：以松香五斤，用鲜芙蓉花连叶十斤（以花多者为佳），柳条、桃叶、榴叶各五斤，甘草一斤，煮成浓汤后，去渣滤清，留一小部分，另储使冷，余盛锅中，安放露天（勿置屋内，妨爆溅也），入松香再煎，约松香一桶，汤三桶，俟油沸尽，即陆续用铜勺捞出，倾入冷汤中取起，每枚捏成如烧饼式，中穿一孔，以粗麻线贯之，分装布袋，紧束袋口，浸粪缸中四十九日，取出去袋，以长流水漂冲三日，再露七日夜后，埋土中七日，存储备用，以二、三年者为佳。粪缸以无病之童男、童女粪为最好，年长健壮妇女次之，唯忌经带，若男子已成人者，则不合用。

按：紫霞膏之见于古代方书者，不一而足，唯处方用途与此方有异，殆即"千捶膏"之衍化物也。又有所谓"化腐紫霞膏"者，则纯系用作追蚀咬头，功同"乌金膏"及"碧霞锭子"，与此大异其趣。

第七方 千 捶 纸

歌曰：雄黄一钱砒五分，撒布纸上折多层，轻轻捶得千余下，贴疮贴毒有良能，休将此方轻相视，杨梅疗毒大有灵。

[处方] **白砒**五分 **明雄**一钱

[制法] 共为细末，取上好皮纸一张，将药末匀布纸上，摺为十数折，以木捶在纸上捶之，约千余下，药即吸入纸层，至转黄色时为度，收藏备用。

[用法] 若遇杨梅疮毒肿起者，以此纸贴之最佳，其他溃后化腐亦妙。

第八方 太 岁 墨

歌曰：太岁墨中麝香烈，大戟文蛤慈菇协，千金二乌糯米调，内可服来外可贴，死牛死马河豚毒，山岚瘴气都消得，磨搽恶毒能止痛，又解砒毒并水厄，咽喉肿痛不得眠，疔疮搽上汤泼雪。

[处方] **山慈菇**一两 **千金子**一两 **大戟**一两 **文蛤**二两去虫 **麝香**一分 **川乌**二两 **草乌**二两

[制法] 上共为细末，以糯米煮糊捣匀，用模型铸为一钱重墨状条块，阴干备用（旧例甲子年制者，型上刻甲子二字，乙丑年制者，型上刻乙丑二字，故有太岁之称）。

[用法] 每服一锭，病重者，可连服二锭，通利之后，用温粥补之。凡疔疮肿毒，口眼㖞斜，牙关紧急等症，俱用温酒磨服，其他一切疮毒等症，皆用醋磨搽，功难尽述。

按：太岁墨即"太乙紫金锭"之变方，以二乌易朱砂、雄黄，化和平为峻险，专作外用，不重内服，反不若紫金锭之安全稳妥。经编者屡次临床试用后，深知其不如紫金锭之无弊，故在用本品处皆代以紫金锭，其收效颇能如理想也。

附：紫金锭方

紫金锭又名"玉枢丹"，亦名"神仙万病解毒丹"，为通用古方之一。贵州遵义板桥镇之廖仁和堂，且以紫金锭、化风丹起家，至今三百年不衰，其用途之广泛及群众之威信，可想而知。唯各书中收有此方者，其使用方法颇不一致，且嫌记载简略，物未尽用，深为可惜。兹特将其处方及余历年临床上之实用心得，附录于后，俾免临时寻查翻阅之烦。

[处方] **文蛤**洗刮焙干二两 **千金子仁**拣色白者研细去油净一两 **山慈菇**去皮洗极净二两 **红芽大戟**去芦洗焙干一两五钱 **飞明雄黄**三钱 **飞朱砂**三钱 **麝香**三钱

[制法] 各研细末，于端午、七夕，以糯米粥入臼中捣烂和药，再捣数千杵，至极光润时为度，做成一钱重锭子，

阴干备用。

[用法] 每服一锭，病甚者，可加倍服之，须每隔三小时服一次，服后病在上者必吐，病在下者必下，下三次后，随饮稀粥即止。小儿减半，孕妇忌服，并不可与甘草同用。

按： 紫金锭方之见于我国方书者，所在皆有，药味亦互有出入，除上列七味方之外，有加入全蝎、山豆根、冰片、琥珀、苏薷香、安息香、白檀香、草河车、独角莲等味者，各有妙谛，药理功用虽小有出入，但皆不能越出解毒、镇痉两条道路之外。兹特将各家处方汇录如次，以资识别：

各方功用对比如下：

太乙紫金锭（《乾坤生意方》）

山慈菇　千金子　文蛤　大戟　朱砂　明雄黄　麝香

功用：解毒，兴奋，通利关窍。

太乙紫金锭（《危氏得效方》）

山慈菇　千金子　文蛤　大戟　朱砂　雄黄　冰片

麝香　全蝎

功用：解毒，镇痉。古称治中风、中气，牙关紧急，舌塞言涩，筋脉挛缩，骨节风肿，遍身疼痛，行步艰辛，急慢惊风等症。因方中全蝎为弛缓神经及镇痉之强有力药也。

太乙紫金锭（《丸散膏丹制造法》）

山慈菇　千金子　文蛤　大戟　雄黄　冰片　全蝎

山豆根　苏薷香　安息香　白檀香　琥珀

功用：解毒，兴奋，化浊。因方中有苏合香、安息香、琥珀、冰片、白檀香等，故兴奋神经、心脏及豁痰化浊之力，较第一方为强，此种功用，古人谓之开闭。

太乙紫金锭（《百一选方》）

山慈菇　千金子　文蛤　大戟　麝香

功用：古称治百病疮毒，但方中无朱砂、雄黄之硫砒汞化合物，故解毒之力较为薄弱，唯轻浅肿痛，亦可用作内消。

玉枢丹（《验方新编方》）

山慈菇　千金子　文蛤　大戟　雄黄　麝香

功用：古称解一切喉毒。其实药味出入无多，殆与第一方相等。

万病解毒丹（《证治准绳方》）

山慈菇　千金子　文蛤　大戟　朱砂　山豆根

紫河车　独角莲

功用：解毒之力与第一方同，唯方内之紫河车殊无取义，应以草河车为合。

赤金锭（《仙拈集方》）

山慈菇　千金子　文蛤　大戟　朱砂　雄黄　麝香

山豆根　麻黄　紫苏　半夏　苍术　木香　丹参

鬼箭羽　川乌　滑石

功用：此方加入麻黄等解表、疏风、除湿药多味，似偏重在内症使用方面。

太乙救苦丹（《卫生鸿宝方》）

山慈菇　千金子　文蛤　大戟　朱砂　雄黄　麝香

山豆根　麻黄　紫苏　半夏　苍术　木香　丹参

鬼箭羽　滑石　升麻　桔梗　藿香　陈皮　大黄

银花　饭赤豆　香附子

功用：此方加入药味太多，喧宾夺主，深嫌庞杂，反失原方作用，不可为法。

紫金锭（《亚拙医鉴方》）

山慈菇　千金子　文蛤　大戟　雄黄　冰片　麝香

琥珀　山豆根　银花　牛黄　月石　黄连　银花

珍珠　荆芥　丁香　蟾酥　钩藤　儿茶　犀角

功用：此方亦加入大批清凉、解表、行气、强心药味，

41

偏重内用，其作用殆与第七方同。

太乙丹（《神功妙济方》）

山慈菇　千金子　文蛤　大戟　朱砂　麝香　牛黄

珍珠　乳香　没药　防风　丁香

功用：此方仅加丁香一味，意在加强肠的蠕动，于吸收后增加白细胞数量，使大脑神经受激动而兴奋心脏的跳动，与霍乱菌相遇则使呈麻痹状态，涵有深意。

玉枢丹（《方外奇方方》）

山慈菇　千金子　文蛤　大戟　朱砂　雄黄　麝香

山豆根　草河车　丁香　灯芯炭

功用：此方加入草河车、灯芯炭、山豆根等清凉、镇痛、消炎药，对于咽喉肿痛效力较大，故为喉科医之常备药。

太乙紫金锭（《青囊秘授方》）

山慈菇　千金子　文蛤　大戟　朱砂　雄黄　冰片

麝香　珍珠　金箔

功用：此方加入珍珠、金箔二味，增强镇静力量，凡上部充血及口腔黏膜诸疮症，黏液分泌亢进，不眠、头痛、惊痫、遗精等症，可有相当疗效。

紫蟾锭（《许琏方》）

此合紫金锭、蟾酥锭为一方，偏重外疡内消。

紫金锭方之不同者，尚不止此。此种泛用成药，正适合祖国广大农村需要，故宜大量制造，配合下乡。

徐灵胎曰："此秘药中之第一方也。用药之奇不可思议，乃诸毒邪气内外要方，无病不治。"此方之名贵，可推想而知。

陈实功《外科正宗》中，对制法方面更带神秘色彩，但此种神秘行动，对过去制药技术亦有它的一定作用。因制药时熏沐洁体，毕恭毕敬，如有神在其上，在其左右，则在一

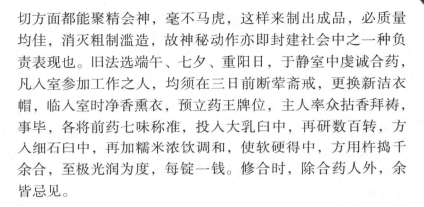

切方面都能聚精会神，毫不马虎，这样来制出成品，必质量均佳，消灭粗制滥造，故神秘动作亦即封建社会中之一种负责表现也。旧法选端午、七夕、重阳日，于静室中虔诚合药，凡入室参加工作之人，均须在三日前断荤斋戒，更换新洁衣帽，临入室时净香熏衣，预立药王牌位，主人率众拈香拜祷，事毕，各将前药七味称准，投入大乳臼中，再研数百转，方入细石臼中，再加糯米浓饮调和，使软硬得中，方用杵捣千余合，至极光润为度，每锭一钱。修合时，除合药人外，余皆忌见。

紫金锭之用法

一、内科部分

●治一切饮食药毒、蛊毒、瘴气，河豚中毒，及自死牛、马、猪、羊等类之肉，人误食之，必昏乱猝倒，或生异形之症，并用水或淡酒磨服，服后或吐或泻，其人即苏。

●南方山岚瘴气，烟霞疠疫，触之最易伤人，感触之后，才觉意有不快，恶寒恶热，欲呕不呕，即磨一锭，姜汤服之，得呕利后，病遂豁然。

●阴阳二毒，伤寒心闷，狂言乱语，胸膈壅滞，邪毒未出，瘟疫发狂，喉闭喉风，俱用薄荷汤待冷磨服。

●赤白痢疾，肚腹急痛，霍乱绞肠痧症，及诸痰喘，并用姜汤磨服。

●男子、妇人急中癫邪，狂叫奔走，鬼交、鬼胎、鬼气、鬼魇、失心狂乱，猪癫、羊痫等症，俱用石菖蒲煎汤磨服。

●诸般痫疾，口眼㖞斜，眼目掣眨，夜多睡涎，言语蹇涩，卒中风、口噤，牙关紧急，筋脉挛缩，骨节风肿，手足冷痛，步履艰难，一应风气疼痛，均用酒磨服。

●新久疟疾，临发作时，以东流水煎桃柳枝汤磨服。

解生灵病痛于倒悬

● 惊死、溺死、自缢死，只要心口微温未冷者，并用生姜、续断煎酒磨服。

● 年深月久头痛，太阳穴痛，用酒入薄荷磨一锭，纸浸贴太阳穴，并服之。

● 牙痛，酒磨涂痛处，并含少许，良久咽下。

● 传尸痨瘵，为虫所噬，磨服一锭，或吐，或下恶物小虫，其病顿失。

● 传尸痨瘵，全家每晨磨服一锭，三次后，逐下尸虫怪物，遂免传染。

按：此处之传尸痨瘵似即肠寄生虫之类，如为结核菌，殊非肉眼所能辨识矣。

● 诸般气痛，皆用淡酒化下一锭。

● 诸般臌胀，麦芽汤磨服。

● 诸肿胀，用麦芽汤磨服。

● 鼠疫恶核，以活血解毒汤送服本品一锭。

● 时行疫气，常用焚烧，则不致传染。

● 年深月久头胀、头疼，太阳穴痛极，偏头风，及愈后毒气攻注脑门作胀者，俱用葱酒研服一锭，仍磨涂太阳穴上。

● 凡遇天行疫症，延街及巷，相传遍染者，用桃柳根汤磨浓，搽入鼻孔，次服少许，任入病家，可避传染。

● 三十六种风症，用暖酒磨服。

二、妇科部分

● 妇女经水不调或经闭者，红花煎酒磨服。（其他同内科）。

三、儿科部分

● 小儿急慢惊风，五疳五痢，脾病黄肿，瘾疹疮痛，牙关紧急，并用薄荷浸水磨浓，加蜜服之，仍搽肿上。年岁幼者，每锭分作数服。

- 小儿受父母遗毒，生下百日内皮塌烂斑，及谷道、眼眶损烂者，俱用清水磨涂。
- 小儿猪羊癫风，以此锭一钱研细，候病发时，用陈酒送下，连服三钱，作三日服，永远除根。
- 小儿肺炎，用温水磨服一锭，未愈再服，至愈为度。
- 小儿对紫金锭之用量，周岁内小儿每锭四次，五岁内者每锭三次，六岁以上者每锭二次，十六岁以上者每锭一次。
- 小儿梦中惊悸，及痰涎壅甚，大便如常者，井花水磨服，或薄荷汤送下。半岁者二至三分，周岁者三至五分。

四、外科部分

- 痈疽发背，对口疔疮，并用无灰淡酒磨服取汗，外再用醋磨搽疮上，日夜数次，觉痒即消。
- 疯犬、毒蛇、虫伤，及溪涧诸恶等伤人，随即发肿，攻注遍身，甚者毒气入里，昏闷乱叫，命在须臾者，俱用酒磨灌下，然后再服葱汤一碗，盖被出汗，立苏。
- 跌打损伤，炒松节、淡酒磨服。
- 烫火伤，以东流水磨涂伤处。
- 痔疮或便毒，皆用温水磨服。
- 食病死六畜或禽兽肉生疔者，速磨服此锭可救。

五、其他

- 熏法：人患痨瘵，常焚此锭于卧室中，可除痨虫。
- 利法：凡浴后，熏洗之后，早晚更空心白沸汤服一锭，亦能驱除痨虫。
- 卧室中常焚此香，可辟邪祟。
- 六畜牛马中毒，以此锭救之，无不效者。

紫金锭之适应症

各种急性传染病之神志异常，昏迷猝倒（病毒侵脑），脉搏沉弱、沉迟（毒害心脏），舌苔垢浊厚腻，或如扑粉，面色垢黯，口臭秽味，身有腐臭气者，以及胃肠病之恶心剧烈，烦躁不安，欲吐泻而不得者（俗称痧秽类霍乱），又可供外疡疔毒等之外敷、内服用。

紫金锭之验案

● 一人患传尸痨瘵，诸药均不生效，一方士教服此锭，每晨磨服一锭，至三次后，遂下恶物尸虫，异形怪状，病遂豁然，以此相传，活人无算。

● 一家患传尸痨，兄弟五人死者已三，有方士令服此药，遂各进一锭，一下恶物如脓状，一下死虫似蛾形，俱获生，其家遂以此药广济传尸症，无不验者。

● 一女子久患痨瘵，为尸虫所噬，磨服一锭，片时吐下小虫十余条，继服苏合香丸半月，其病顿失，调经月余而愈。

● 一男子患痔，未成脓，苦痛，大便困难，进一锭后，利两次，痛即止，不日全消。

● 一男子患发背，疮头如粟，重若负石，内服、外涂后，利三次，每次服后肛门如炙，即日而瘳。

● 有三男子，剥自死牛，明日周身患紫疱，不计其数，已而俱溃，各进一锭，两人吐泻而苏，一人药不下，即死去。

● 一男子中风，牙关紧急，口出涎水，灌之寻愈。

● 一女子为邪所交，腹中作瘕，服之随下恶物，其邪仍至，又服半锭，每夜于室中焚两三锭，使烟气满屋，遂不再至。

● 一小儿昏愦，六日不省，一小儿惊风发搦，药不效，磨此锭灌之，并苏。

● 薛己曰：予常用此丹治一切杂病及疮疽等毒，未成脓者甚效，其已成脓者，亦能杀其大势。考其药品，虽不言补，而羸瘦之人并效，诚神剂也。每配一单，花钱不多，有力之家，宜合以济人。

又曰：予治一妇人，月经过期不至，腹内作痛，服破血行气之剂，不效，以此服之，即愈。

又一妇人苦头风，作晕数年，亦服之，吐痰碗许，遂不再发。

又一妇人腹内结块，久而不消，服之即愈。

一妇人中风，牙关紧急，痰涎溢出，随服并愈。

一男子患喉闭，水浆难下，服之顿安。

一男子患缠喉风，服之亦愈。

一男子患便毒，坚硬痛甚，服之遂消。

●齐有堂咽痛喉痹，疟腮声哑论曰：脉两寸浮洪而溢者，喉痹也，脉微而伏者，死症也。经曰：十二经中唯足太阳经下项，余经皆凑于喉咙，盖君相二火独盛，则正热络，故痛者数也。予谓一言可了者火也。嗌干、嗌痛、喉肿、舌本强，皆君火也，咽痛极速，是相火所为肿也。夫君火者人火也，相火者龙火也。人火焚木，其势缓；龙火焚木，其势速。后世各详其状，名曰单乳蛾、双乳蛾、蛾子、舌胀、木舌胀、缠喉痹、走马喉痹，皆因热气结于外，其形似乳蛾。一为单，二为双，比乳蛾差小者，名曰喉痹；热结于舌下，复生以小舌子，名曰子舌胀；热结于舌，舌肿，名曰木舌，胀强而不柔和也。热结于咽喉，肿绕于外，且麻，且痒，且肿，大者名曰下喉风；暴发暴死，名曰走马喉风。故喉痹之症，死生反掌，其不误人者，无如砭针出血，血出，即磨紫金锭服之，立已。此予屡试而屡验者。

又曰：曾治廪生高鸣岐，性孝友，行端方，因堂弟鸣岗、文中二人，外染尸虫，相继沦亡，比时无人知觉。鸣岐念叔父仁慈公直，不忍二子连丧，日夕不离病者侧，明年诣馆读书，疾作矣。自察知是尸虫传染之故，茫茫归去；来寓求取玉枢丹，更深时，用无灰酒磨服三钱，静坐一时许，自觉腹内似蚂蚁搬迁之状，不安殊甚，禁食一日，饿甚，只服稀粥少许，又明日，其虫化成鱼冻而下，若冰条然，即服八珍而安。未几一仆、一裁缝，均曾服侍二亡者，同染亦作，鸣岐以前法施治，均下恶物而痊。此丹为驱毒杀虫神品，初起用之，奏功自捷，若诸症俱见，虚痨已成，仍依前汤药、丸饵诸法调理，亦能生效。

●魏玉璜《柳州医话》曰：频服玉枢丹可辟邪祟，并以之烧烟于卧室，即愈。

又曰：以井花水调服玉枢丹，可治虫毒。

又曰：发背以玉枢丹内服、外涂，即可得瘳。

●蒋示吉曰：玉枢丹功能解百毒，逐水气，下痰，开结镇惊，去积通窍，除惊悸，定搐搦，理内外无名之症，疗大小疑难之疾。

●聂云台曰：紫金锭有麝香，乃兴奋解毒之剂，大戟、千金，乃排泄剂，文蛤、慈菇，为解毒剂，古人本用为治痨瘵及小儿疳疾、瘰疬、流注之用，疗效甚多。从方内之麝香观之，亦为兴奋血循环作用也。

●时逸人曰：玉枢丹可治流行性脑脊髓膜炎，每服一钱，每日三至五次，每隔三小时服一次。小儿酌减。须在初起时多服乃效，不可延迟自误。用钩藤五钱，薄荷三钱，煎汤送下；痰多用鲜竹沥一两，生姜汁三分，开水冲服。

紫金锭之药解

山慈菇：本品产于我国广西南宁及其他之卑湿地区，味甘微辛，有小毒，含有 Tulipin 及淀粉等成分。功能解热毒，疗疮汤，治痈肿、疮瘘、疔疮及瘰疬结核，故适用于各种急性热病、败血性症、脓毒症、疔疮肿毒、痈疽发背、瘰疬结核等症。用量五分至一钱五分，凡体弱中寒者忌用。

千金子：本品产于四川、浙江、台湾省等地，一名续随子，辛温有毒。含有脂肪油（Fattyoil）40%～46%，大戟乳脂（Enphorbin）及马粟树皮素（Aesculetin$C_9H_6O_4$）约0.9%等成分。功能化实证痰水，消癥瘕胀满，利大小肠，为峻下剂，兼有利尿、通经作用，对于食物中毒有泻下作用，凡水肿、腹水及月经闭止等症，皆适用之。用量八分至二钱，唯中虚泄泻者忌用。

五倍子：又名文蛤，产于我国四川、湖北、浙江、广东、广西、甘肃、山东、河北等省，味苦酸、温涩。含有鞣酸、脂肪、树脂等成分。功能敛肺、消胀、止汗、止带、止血、生津，为强有力之收敛剂，适用于慢性肠炎，久痢不止、吐血、呕血、咳血、衄血、便血、尿血、痔血等一切血症，及妇人子宫出血，赤白带下，自汗、盗汗，外用于金创出血，皮肤湿疮，中耳炎、口腔炎等症，有杀菌防腐之功。用量五分至一钱半，凡外感咳嗽，及泄泻痢疾之初起者，均忌用。

大戟：产于我国广东、广西、江苏、浙江、河南、河北、山东、江西、湖北及东北各省，味苦辛、甘寒，有毒。含有大戟乳脂、树胶脂、草酸钙、淀粉、皂素等成分。功能逐水通经，蠲蛊毒，通二便，为逐水峻泻剂，凡水湿痰饮，停留胸胁，或腹大肢肿，或食物中毒，脘腹剧痛等症，皆可以行水、通便为目的而使用之，此外并可通月经，消痈肿。唯虚弱人忌用。

雄黄：又名熏黄，一名腰黄，我国云南、四川及湖南零陵、甘肃武都等地，皆盛产之，味苦，性温，有微毒，含有三硫化二砷（As_2S_3）成分。外用功能燥湿杀虫，疗疥癣，除蛇毒；内服能劫痰解毒，杀肠虫，治惊痫，为驱虫解毒剂，

49

凡秃疮、疥癣、瘰疬、恶疮、梅毒、麻风、蛇咬及肠寄生虫等症，皆适用之。用量：散剂一厘至三厘，煎剂二分至五分，唯脾虚泄泻者忌用。

朱砂：又名丹砂，产湖南辰州者名辰砂，为汞矿类之硫化物；此外云南、贵州、湖南、湖北、四川及辽东等省均产之，无臭无味，甘寒无毒，含红色硫化汞（HgS）成分。为镇静镇痉药，功能安魂魄，定惊痫，止烦满，通血脉，益气明目，驱梅，通经，消痈肿，疗疥癣，凡怔忡健忘，心神不宁，惊恐多梦诸内症及痈肿恶疮诸外症，皆适用之。用量一分至五分，心脏衰弱者忌用。

麝香：产我国西藏地区，四川、云南及西北各省，性辛温，味微苦。其药理作用类似樟脑，有兴奋中枢神经系（尤其是刺激呼吸中枢、血管舒缩中枢）及心脏的功能，故能控制血流，为极有力之强心药，功能行气活血，强心提神，平脑，解瘛疭，止腹痛，为兴奋药，对于热病末期之心脏衰弱，发现昏迷状态之虚脱重症以及神经抽搐，知觉障碍，精神不安等症，有安脑镇痉之效，用于脏器瘀血、血栓、血塞及癌肿等，有驱瘀消肿之效，用于月经困难、经闭等，有通经行滞之效。用量二厘至一分，凡孕妇或初起之急性热病以及急性炎症之发高热者，皆忌用。

按： 此方配合十分周到，举凡镇静镇痉，兴奋强心，消炎解热，通便利尿，逐水除湿，杀菌防腐，通经行滞，收敛止血等等作用具备，既有峻下逐水之千金、大戟，又有缓和收敛之慈菇、倍子，故多服久服，均无中毒之虞。且各物配伍后，似尚有其他未明之化合作用，治疗上始能如是神奇，值得作进一步的探索研讨之。

紫金锭之药理作用

一、入胃肠后

（1）直接杀菌；

（2）制止炎性分泌；

（3）排除病理产物；

（4）刺激胃肠，引起吐泻，但又能制止吐泻；

（5）以泻下诱导，减退上部之炎症。

二、入血分后

（1）杀菌清血；

（2）活血解凝；

（3）兴奋心脑；

（4）安抚神经。

紫金锭之收藏及来历

此锭初制好时，不可日晒，当用阴干，或石灰干燥后，长期贮入石灰罐中，以防生霉变性，各药肆中多和丁香同藏，以防变性泄气。

此锭创于何年，始自何人，无从详考。宋代《太平惠民和剂局方》早已收载，陆定圃《冷庐医话》云出自道藏。然元人《卫济宝书》续添方中亦载之，名曰"神仙解毒万病丹"，以为喻良能方；葛承祖方后详载各症治引，并可救自缢、落水（用冷水磨灌下），绍兴府帅有施此药者，渠一子落水已死，用此法救之遂苏云云，如此则似在元代始推广应用也。

第九方　代针散 （按：蓬莱山樵名针头散一切全同）

歌曰：巴霜信石各等分，净雄轻粉相兑用，痈毒出脓渐渐轻，不问恶毒痰血起，陈醋调敷止疼痛。

［处方］ **巴霜**—钱　**信石**—钱　**明雄**—钱　（一方有轻粉）

［制法］ 共研细末，收瓶备用。

［用法］ 若遇皮薄疮疖，不得穿头而畏刀针者，以陈醋调敷患处，约一日间，疮头即自行穿溃，或用黄蜡捻作麦粒大，令其两头有尖，每服三粒，黄酒冲服，见汗之后，疮头即穿，如遇皮厚之疮，须用铍针刺开少许，再敷此药，如未成脓，则此药不可用，否则等于活剥龟壳。

许琏《外科证治全书》中有"咬头膏"方，专治痈瘤脓熟不溃，作用虽与代针散同，其处方则较代针散为王道，因其可减低腐蚀中之痛感也，故摘附其方如次，俾临床时多一应付法门。

制乳香　制没药　番木鳖　生蓖麻仁　铜绿各等分

共为细末，另以不去油巴豆加倍，同药末捣和成膏，再加白矾一分捣匀，临用时，以绿豆大一粒放患顶上，用膏药掩贴之，溃时即行揭下，让脓汁外出，唯胎前、产后不可贴用。

第十方　熏　洗　汤

歌曰：大凡恶毒瘀血成，不曾发散致疼痛，秘授奇方熏洗法，羌独荆防花木行，薄苏桃槐桑木叶，金银川草显威灵，将药入锅同煎水，一熏洗后见太平。

［处方］ **银花**三钱　**羌活　独活　川乌　草乌　防风**

苍术　薄荷　苏叶各二钱　**桑叶　桃叶　槐叶**

樟叶各一握

［制法］ 各药共同煎水备用。

［用法］ 将煎好药水，乘热先熏后洗，洗后避风，功能

祛风解毒，散结消肿，倘再加入黄柏、川军、生地更妙。未成者，熏洗之后，将药渣捣涂患处，已成者，再加猪蹄汤淋洗，化腐生肌之功，效无其匹。

按：熏洗之法甚多，大致皆无大差别。许琏云：凡痈疽溃后，皆脓水腥臭不堪，不洗涤之，必毒遏延肤，或秽极生蛆，气血不能融舒安望新生肌肉，故洗涤一法尚焉。重者每日一洗，轻者间日一洗，洗后以软棉拭干，随即涂以应用之药，收功自易。盖洗以药汤者，以其能舒畅营卫，殆一举而两得之妙法也。煎之以米泔水者，以甘之逐秽生新，惠而不费也。人之气血得香则行，故熏洗药中当以集芳散为最合理想。附方如次：

白芷 川芎 藿香 木香 防风 甘草各三钱 **火葱**①一握

上以米泔水六七碗，将药投入其中，入锅煎浓，滤去药渣不用，以新棉蘸汤淋洗患处，汤冷再易热者，并随以手轻擦患处四周，令疮内缩，脓随汤出，以尽为度。

万潜斋云：熏洗有荡涤之功，涤洗则气血自然舒畅，其毒易于溃腐而无壅滞也。凡肿在四肢者汤洗之，在腰腹、脊背者淋之，在下部者浴之，俱以布帛或棉蘸洗，稍凉即易。轻者日洗一次，重者日夜洗二次，每日洗之，不可间断。凡洗时，冬月要猛火以逼寒气，夏月要闭窗以避凉风，若不慎此，轻则有妨收口，重则恐变纯阴。夫洗药不一，如初肿与将溃者，俱用"葱归溻肿汤"洗；如阴证不起者，俱用"艾茸汤"敷法；如溃后，俱用"猪蹄汤"烫洗。用猪蹄汤者，以助肉之气而逐腐也。此洗涤之法，乃疡科之要药，方附于后，以备参考：

---

① 火葱：即葱白，见《草木便方》。

一、葱归溻肿汤

凡痈肿疮疡，初肿将溃之时，用此汤洗之，以疮内热痒为度。

葱头七个　**当归**　**独活**　**白芷**　**甘草**各三钱

上五味，以水三大碗，煎至汤醇，滤去渣，以绢帛蘸汤热洗，如稍凉再易之，洗时切忌风寒。

二、艾茸汤敷法

凡阴疮黑陷不痛者，皆可用之，以知痛则生，不知痛而出死血者死。并须内服大补回阳之剂以助之，方可转危为安。

硫黄五钱　**雄黄**五钱　**艾茸**一握

上以硫、雄二味为末，同艾水煎半日，水将干，取出艾捣烂，温敷患处，再煎再易，十余次为度。

三、猪蹄汤

凡痈疽诸毒流脓者，熬好洗之，以助肉气，消肿散风，脱腐止痛，去恶肉，活死肌，润疮口。如腐尽者，不必用之，当以米泔水热洗之，令疮洁净，不可过洗，过洗则伤水，皮肤破烂，难生肌肉，不易敛口。

黄芩　**甘草**　**当归**　**赤芍**　**白芷**　**蜂房**　**羌活**等分

上七味，共为粗末，看证之大小，定药之多少。先将猪前蹄一只，用水六碗煮之，蹄软为度，将汁滤清，吹去汁上油花及下面渣肉，即用粗药末一两，投于汁中，再用微火煎十数沸，滤去渣，候汤微温，即以方盘一个，于疮下靠身放定，随用软绢蘸汤，淋洗疮上，并入孔内，轻手捺尽内脓，使败腐宿脓随汤而出，以净为度，再以软帛叠七八重，蘸汤勿令太干，覆于疮上，两手轻按片时，帛稍凉再换，如此再按四五次，可以流通血气，解毒、止痛、去瘀，洗讫，用绢帛拭干，即随症以应用之药贴之。

疮疡洗法，西医极端重视，唯目的多在清洁杀菌，与中医洗涤之舒畅营卫、调和气血者，目的各有不同，故中医洗涤之法，实应重视。

第十一方 天 然 散

歌曰：天然散内铅粉神，各样疮毒可回春，畏痛加上轻乳没，止痒铜绿线末灵，煅炒铅粉研极细，临症加减任施行，诸般奇症知活用，遍走天涯何畏贫。

［处方］**铅粉**一两

［制法］于锅中火炒黄色，贮瓶备用。

［用法］（1）疼者加轻粉一钱，制乳香一钱，制没药一钱，冰片一分。

（2）痒者加铜绿三分（以灵药三分，儿茶煎水煮过，再煅成黄金色），药线末三分。

（3）诸疮有水者，加海螵蛸一钱，文蛤一钱，灵药五分。

（4）如诸疮不收口，不红只痒者，加银翠一钱。

（5）如欲生肌平口者，加龙骨一钱，象皮一钱，再加煅牡蛎亦佳。

顾世澄《疡医大全》中有一方，专治痔漏、发背、疔痈、臁疮，破流黄水，黄水到处，浸淫成疮等症，亦即天然散之未加命名者。方以杭粉一两，入倾银罐内化开，至成老金黄色，冷定研末，加冰片三分备用。用时将药撒于患处，以手揉之，其水自止，其痛亦定，且不成疮，亦即天然散也。

又家藏抄本中有"锦堂散"一方，云能去毒生肌，收口提脓，为外科要药，方系上锦堂粉（即铅粉，锦堂乃其牌名也）一两，用铜瓢炒成黄色时，以纸包好，就水缸下露一宿，收贮备用，遇症无不立效。

又一抄本方云：脓窝黄水常流，搔痒不已，漫延不止，用之灵效异常，方为宫粉（即上品铅粉）一两，炒成黑黄色，加冰片三分，研末搽用，亦即天然散之未予命名者。

《神奇良方》中有跌打损伤方一只，亦即天然散之加味者，方为猪板油四两，连须葱一把，将油与葱放石板上，以木捶打如泥状，然后以铅粉四两，入砂锅内炒至黄色时，入油、葱内和成饼状，贴敷伤处即愈。

《一壶天》书中有"元龙丹"方，功专生肌敛口，方系铅粉一两炒黄，冰片二钱（按：过多了），共研细末干掺，亦天然散之另一名称者。

《青囊秘录》方：折伤接骨，以宫粉、硼砂，等分为末，每服一钱，苏木汤下，仍频饮苏木汤，大效，与上方同出一辙。

第十二方　麻凉膏 （按：歌中有半夏，方中却无）

歌曰：麻凉膏与铁箍同，二乌南半野芋从，多用芙蓉叶为主，敷上痈疽痛无踪。

［处方］ **川乌**四两　**草乌**四两　**生南星**二两　**野芋头**四两

芙蓉叶四两

［制法］ 共为细末备用。

［用法］ 阳毒用酒调敷，阴毒用醋调敷。如皮破者，以清油调敷。如无野芋头时，亦可以水仙花根瓣代之。

又一用法，阴毒可加黄芪、肉桂为末，醋调敷之。

此方最适合于阴阳夹杂之症，在鲜药难办时，亦可以"南星散"代替之，方用生南星一两，炒白芥三钱，白芷五分，共研细末，以猪胆汁、蜂蜜各半调涂之，消肿散结之功并不亚于麻凉膏。

第十三方 解 毒 膏

歌曰：解毒膏药味不多，不离丹油共粉陀，桃槐柳桑发芨蔹，木鳖防甲与黄芩，堪叹诸医多味者，几见膏药起沉疴。

[处方] 白芷 白蔹 白及 川乌 草乌 黄芩 独活

细辛_{各一钱五分} 荆芥 栀子 连翘 羌活 黄连

阿胶 海藻 穿山甲 昆布 大黄 木鳖

血余 赤芍 薄荷 牛膝 木瓜 防风 石燕

海带 黄柏 桃枝 柳枝 桑枝 杉枝 天丁

密陀僧_{各一两} 水粉_{四两炒过} 黄丹_{三两} 香油_{八两}

[制法] 上为咀片，将香油入锅熬之，投前药（除血余、黄丹、密陀僧、铅粉四味）入内熬枯，去渣滤过，然后下铅粉（先煅过）、血余、密陀僧、黄丹，至漆黑、滴水成珠时停火，收入罐内备用。

[用法] 用时以软纸摊贴之。

按：此方药味太多，颇嫌复杂不纯，编者所藏七个抄本，竟至七方各不相同。初因此方属于师授，故常用之，后试用别本处方，欲对比疗效，然连试数方，均不相上下，为了简化处方，乃改用下方，更得理想收获。

白及_{三钱} 白蔹_{三钱} 番木鳖_{一两} 露蜂房_{三钱} 蛇蜕_{钱半}

穿山甲_{三钱} 铅粉_{一两} 密陀僧_{一两} 桑枝 槐枝

桃枝_{各三十寸} 血余_{如鸡子大一团} 马齿苋_{五斤煮汁兑入}

将各药共合一处，用香油一斤同入锅中，炸枯去渣，然后加入铅粉、密陀僧，再熬至滴水成珠时，收贮备用。此膏勿论何种阳证疮毒，皆可贴用，疗效极佳，有时亦加入大黄、赤芍二味。

解生灵病痛于倒悬

十三方的总结

（1）中九丸纯以金石质药品为主，杀菌消炎，镇静镇痉，收敛腐蚀，诸种功能毕具，凡阴疽恶毒，及阴阳夹杂症之偏于阴者，都可使用，唯阳性病则不相宜。适用于漫肿无头，昼轻夜重，皮色不变，顽麻木硬等症，未成者能消，已成者速溃。据编者临床上的应用，对瘰疬结核（勿论梅毒性、结核性），疤骨流痰，杨梅、下疳，疟疾、哮喘、痔核、瘘管等症，均有相当疗效，是祖国极早流行民间的一种化学疗法。并可用作外用丹药，具有红升、白降、三仙、滚脓之长，有腐者去腐，无腐者生新，有脓头者能拔出脓头。汞剂内服，照例常要起口腔炎，而本方则否。灵药用法，各家颇不一致，有单用升药者，有单用底药者，有升药、底药并用者，效力似无多大差别。编者则单用升药，照理也应当以升药为是。

（2）金蜈丸聚诸种有毒虫类药物为一方，功能镇静镇痉，解毒消炎，凡阳证之红肿热痛，痈疔大毒，发背、横痃大毒，及小儿半身以上各种疮症，皆可服用，尤以小儿半身以上疙瘩、疮疖等症，更为有效。因其富有镇痉作用，故又适合于惊痫抽搐，麻痹拘挛，诸风掉眩，手足震颤，口眼㖞斜，角弓反张，半身不遂等神经疾患，对破伤风的疗效，有时竟超出"玉真散"之上。编者常于瘰疬溃疡、疤骨流痰患者，使其早服金蜈丸，晚服中九丸，颇收治效。二者兼服，并可避免中九丸的副作用。

（3）三香丸是由多种芳香性健胃药组合而成，功能行气宽中，消食健胃，除胀镇呕，止痢塞泄，祛痰利水，为体质虚弱、消化不良的外症患者必需的补助品，并可调整中九丸的副作用。

（4）化肉膏为变相的氢氧化钾，有腐蚀作用，今更加入巴豆，其腐蚀力遂愈形强大。凡腐蚀药，均不免有疼痛，故加入灵仙、川乌、草乌、半夏等镇静药，借以麻醉局部神经，缓解疼痛。在翻花起弦、多骨绵管等场合，可去腐生新，脱管化绵，盖冥顽不灵的慢性顽疮，非借此种大刀阔斧的峻剂，实不足以收疗效也。

（5）药线中的砒、矾二物，是强有力的腐蚀剂，亦即"三品一条枪"的骨干药。凡瘰疬成茧，及痈疽溃后之久不干脓者，皆可用之，腐去自然新生，唯用时异常疼痛，是其弱点。编者时常加入蟾酥、乳、没合用，以缓解患者的痛苦，颇如理想。又本品与"化肉膏"有同样作用。

（6）紫霞膏能拔毒镇痛，化腐生新，举凡一切顽疮、瘰疬、湿疮、梅毒等症，均可贴用，未成者可以消散，已溃流脓，久不收口者，可以促使迅速收口，虽久年臁疮亦有显效。

（7）千捶纸中的砒、雄皆具腐蚀作用，且能杀螺旋体，故对溃烂梅疮，经久不愈，脓水不干者，贴之可以化腐生肌，敛口干脓，并可用于一切溃后久不收口的慢性疮症。

（8）太岁墨是流行祖国若干年代的"紫金锭"，用途广泛，效力宏大，在外科门中尤有不少助力。

（9）代针散是"咬头膏"或"针头散"的同类物，凡皮薄疮疖，内脓已成，不得穿头而畏用刀针者，以此敷之，约一日间，疮头即自行穿溃。倘皮太厚者，须先将疮头用三棱针刺开少许，然后敷药，方得穿破。疮未化脓时，不可使用。

（10）熏洗汤中药味有镇静镇痉，杀菌消炎，祛风除湿诸种作用，凡红肿疼痛的阳性炎症，皆可熏洗，功能消炎、解毒、镇痛，是一种具有药效的水疗法。

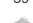

解生灵病痛于倒悬

（11）天然散的生肌作用最强，凡一切外症溃后，脓水常流，疮缘发痒，及不敛口的疮疡，皆可使用，功能收水干脓，生肌敛口，足敌三仙、滚脓方，而便利则过之。

（12）麻凉膏是一种局部麻醉药，凡一切疼痛难忍的疮毒，皆可使用，有消肿、排脓、镇痛诸作用。

（13）解毒膏能消炎解毒，散结软坚，祛风除湿，对于一切阳证疮疡，都有其相当的作用。

按： 十三方的每一抄本，在展开书面时都有一首长歌排在嘱言前面，编者在整稿时，却把这些歌句都散附在每方之首，意在便利读者的检查，可是这样一来就把原书形式变了模样。为了保存它的庐山真面，特在此处做一交代，并把歌的首尾语句摘出于此，作一补充，原歌是：

祖师口传十三方，麻烂生肌内托良，认得遍身蹩跷症，脱肉化苴效非常，后辈得此莫轻视，走遍江湖不用粮。口传心授中九丸，锅烈金丹誓不言，用到石青不用处，方显银翠要口传，盐矾硝皂银等分，除去银砂分三份，初份入银打灵药，次取灵药配二份，三次又用灵药打，九香始得锅烈成，加上金丹共银翠，任他古怪万应灵。其中口传心腹事。价值千金莫告人。中九之丸味不多（以下略去十三方的每一首歌）……几见膏药起沉疴。百样疮毒百样方，未见百疮就百方，吾门只有十三法，常治怪症得安康。病有古怪无名论，方能活用自然良，内可服来外可托，麻烂生肌有妙药，医人识得其中味，行止还须要什么。

十三方的参考资料

自拙编《外科十三方考》初版问世后，曾引起各地不少读者的注意，或以信函往还，研讨方法，或以藏书借抄，藉作参证，或以珍本寄赠，留作纪念。数年之中，已陆续收到九个抄本，这九个抄本中，除开两个抄本大致相同外，其余七本皆互有出入，且有的竟越出范围以外，使人读之如堕五里雾中，不知从何下手。于以知此种民间验方历久传授，被不肖之徒随意变换，渐致失真，今特将其不同部分汇类于后，以作将来整理方剂史的一个参考资料。

一、方药异同

（一）关于四味异药方面

1. 石青

一本是白砒二两，硫黄二两，共研细末，入小土罐内，以瓦片盖于罐口，用铁丝四五尺绊紧，棉花和黄泥封固，阴干入炭火内，先文后武炼三炷香，待冷开看，盖上黄芽为烟硫，其性恶，治癣疮，底下为石青，其性能挫水银、轻粉之毒，及解一切寒凉药毒，为走皮肤追风湿之上品。二物虽同出一体，但其性各不相同，烟硫是硫砒之精，可敷搽而不可内服，石青久服可添精、补髓，常服则寒证不生，又能外用生肌，其妙无穷。

一本是白砒一两，硫黄二两（豆腐煮过），共为末，入小土罐内封固，升五炷香，药坠底者佳，与降法相同。

一本是白砒二两，硫黄二两（豆腐煮过），共为末，入土罐内，以瓦一片盖于罐口，用铁丝四五尺扎紧，黄泥封固阴干，炼五炷香，冷定开看，上者为烟硫，其性善治癣疮，下为石青，其性走皮肤，为追风湿之上药，兼治诸毒甚效。

一本是白砒二两，雄黄三两，共为末，入阳城罐中封固，炭火升三炷香，冷定开看，坠底者名石青，收贮备用。

一本是南铅一钱五分，石青末同炒黄，入升丹一两，再炒成青色，名曰金丹，又名锅丹。

一本是白矾二两，明矾四两，雄黄四两，三味同打碎入罐，瓦片盖口，铁线缠紧，石膏、盐泥、酢①封固，文武火炼一日两夜，待冷，上取烟硫，下取石青。石青性热，能追轻粉、水银寒凉之毒，又能制银成碎；烟硫则不可服，性走皮肤，乃外搽疮癣要药。（按：此方有雄黄，无硫黄，但雄黄是硫化矾，已有硫存在，故方亦合理。）

一本是白矾二两，雄黄三两，共为末，入阳城罐内封固，炭火升三炷香后冷定，坠底者名石青，收贮备用。

一本是白矾四两，西硫六两，共为末，入土罐内，以瓦片盖住，用盐泥封固四围，以铁丝绊紧，炭火烧三炷香为度，先文后武，候冷开看，盖上有芽者为石青，底下结成者为烟硫。二物虽出一本，但性质不同，石青性大温，能解水银之毒，及筋骨中风湿寒凉，并周身骨节疼痛，又能生肌，以少用为贵。烟硫性大热，能去皮肤之风湿，为一切古怪恶毒、顽疮疥癣之要药。

按：此以升于盖上者为石青，坠于底部者为烟硫，倒因为果，实属大错！

一本是白矾二两，硫黄半斤，蛇含石②二两（如无此味，则改白矾为四两），共为末，用小土罐盛之，罐口以瓦片盖住，铁丝捆紧，盐泥封固，入炭火内，先文后武烧三炷香时，冷定开看，升盖上者为烟硫，罐底下者为石青。

---

① 酢：音 cù，今作"醋"。

② 蛇含石：为硫化物类矿物，性味甘寒，归心包、肝经镇惊安神凉血定痛，主治心悸惊痫、肠风血痢，胃痛、骨节破痛，痈疮肿毒。

2．金丹

一本是白砒一两二钱，硫黄二两，石黄①二两，黑铅四两，切成片盖药上，共为末，入锅内用碗盖定，盐泥封固，打火十炷香，冷定取出，名曰金丹。

一本是以倭铅一两五钱，入化银罐内熔化后，急投漳丹四两于铅上，借铅之气蒸之，漳丹中间搅一凹处，俟蒸透时，凹中发现黑色，四边现黄色为度，大约一炷香时，即可蒸透，冷定取丹用之，去铅不要，是即金丹，亦名锅丹。

一本是倭铅一两五钱，广丹一两，先将铅化开，徐徐下入石青，一同炒碎，次下黄丹，炒成青色，是即金丹。

一本是南铅三钱，广丹二两，先将铅化开锅内，徐徐投下石青末炒碎，次下广丹，同炒成青砂粉，是即金丹，亦名锅丹。

一本是灵药一钱五分，银翠一钱五分，共研细末用之。（按：此法已超出范围外矣。）

一本是白砒一两二钱，硫黄二两，石黄二两，黑铅四两，切成片，盖药上，共为末，入锅内，用碗盖定，盐泥封固，打火十二炷香，冷定取出，名为升丹，一名金丹，即金丹也。

3．银翠

一本是白砒二两，雄黄三两，共为末，入阳城罐中封固，升三炷香，冷定开看，坠底者为石青，用瓶收贮备用，再以纹银三两，上明炉，将黑炼净，取出剪成三五分小块，用紫泥罐盛之，以石青二分盖于面上，火纸封固，文武火蒸一炷香开花，如不烂，再加入石青一分，蒸半炷香久，银即成粉，俟冷研末收用。（按：此法是以石青、银翠制法合而为一矣。）

一本是纹银三钱打薄，剪成小块，入银罐内，用石青二

---

① 石黄：即雄黄。

外科十三方考

分盖面，蒸一炷香时开花，如不烂，可再入石青末一分，半炷香久，冷定取用。

一本是纹银三钱，入罐煅红，将石青拌炒，取出待冷，为末备用。此丹性凉，能解诸毒，若疮未成即散，又能追水银、轻粉寒凉之毒，并可生肌平口。

一本是银矿一两，如无以纹银代之，将银剪成三五分大小块，用紫泥罐成之，银上用石青盖之，石青上以火纸封固，入炭火内文武火煎化，取起，用石青末细拌细炒，银即成粉，为末备用。

一本是纹银足色者一两，剪成一分一块，入紫泥罐内，面上以石青末盖之，石青上面又用火纸封固，入炭火内，烧一炷香为度，再以石青末炒之，银即成粉。性温无毒，能解一切药毒，服之添精、补髓，又能解水银之毒，及生肌长肉。

一本是净纹银三钱，打成片子，剪成米粒大小用之，若无纹银，以银矿一两代之，银入锅后，以石青末盖之，上用天锅覆盖，盐泥封固，打一炷香，如不化，可再加石青末炒半炷香，若研不烂，亦可再加石青末打三炷香，即可成粉，收取为末备用。此药有毒，炼至无毒火候合药，能治一切奇怪疮症，服之即能敛口生肌。

一本是用足色纹银一两，入银罐内化开，投入石青六七钱搅匀，银即自然起发，如不十分起发，可再投石青三四钱，即能起发，总以银发透为度，离火候冷，取出打碎，研为细末，水飞去灰渣，其色与靛花相似，故名银翠，用冷水浸之，每日换水一次，浸七日夜，去尽火毒，收贮备用。

（二）关于三打灵药方面

锅烈

一本是祖传心授中九丸，锅烈金丹誓不言，用到石青不用处，方显银翠要口传，子孙永保如金玉，不需富贵置田园，盐矾硝皂水银等，除却银硝分三份，初份入汞打灵药，次取灵药配二份，三起又同灵药打，九香始得锅烈成，配上金丹共银翠，任他百毒万病灵，其中口授心传事，莫念心腹吐真情。（一本云：除却银硝用三份。一本云：除去水银用三份）

按：这是一个三打灵方总诀，差不多每个本子上都是把它冠在灵药前面的，不过每个本子的文句都有些出入，这一首歌比较接近正确，所以把它录入。唯除却银硝用三份，应当改作除却水银用三份，或者是除却银砂用三份，方为合理。

一本是用水银一两，朱砂一两，火炎金五分，明矾一两，食盐二两，打法是先将银、砂、金三物共合一处，另将盐、矾、硝、皂四味共合一处（按：总诀歌中有硝、皂二味，此处说明也有硝、皂二味，而处方中竟没有火硝、皂矾，此是一错），分成三股，先将盐、矾、硝、皂一股，与银、砂、金一股合匀，共入罐中，上以丹碗盖定，盐泥封固，入炭火内，先文后武火打三炷香久，冷定取起，将碗上升药刮下，是为一打灵药（丹碗上在未加火时，当以水一壶压住），将此一打灵药合一股盐、矾、硝、皂，如前封固，入炭火中，打三炷香时开看，将碗上升药刮下，是为二打灵药，将此二打灵药再合一股盐、矾、硝、皂，照前法封固，入火打三炷香时冷定，取下丹药，即为三打灵药。

一本是水银一两，牙硝一两，白矾一两，青盐一两，先将盐、矾、硝、皂四味（方内未见皂矾）另合一处和匀，分作三股，将水银一两，合盐、矾、硝、皂之一股，共入罐中，用丹碗盖定，上以冷水一壶压住，周围以盐泥封固，入炭火内，先文后武打三炷香久，冷定取起，将碗上升药刮下，是为一打灵药，将此一打灵药合第二股盐、矾、硝、皂，如前封固，打三炷香，冷定取下丹药，是为二打灵药，又将二打

65

灵药再合第三股盐、矾、硝、皂，打三炷香后冷定，取出碗上丹药，即为三打灵药，亦即锅烈，所谓"九香始得锅烈成"者即此。

一本是水银一两，牙硝一两，白矾一两，青盐一两，共为末，入锅升二炷香，成青色即成。（按：这是一个轻粉处方。）

一本是将升成锅烈打成豆大，再将广滑石四两研末，然后同锅烈共入罐中，打三炷香，升盖上者入药，罐底者搽一切疮，止痛生肌。

一本是水银一钱，白矾一钱，火硝一钱，青盐一钱，共为末入罐，盐泥封固，打三炷香，冷定取出，配合用之。配合法是灵药四钱，对金丹四钱，白芷梢一钱，丁香一钱，槐花一钱，乳香一钱，没药一钱，明雄黄二钱，牛黄二钱，共研细末，面糊为丸，如粟米大，每服一分五厘，白汤下。

一本是水银一两，朱砂一两，火炎金五钱，明矾一两，食盐二两，先将银、砂、金共合一处，又将盐、矾、硝、皂四味（此方中也未见硝、皂二物）另合一处和匀，分作三股，将银、砂、金共二两零五分，合盐、矾、硝、皂之一股，共入罐内，同前一打、二打、三打升法，即三打灵药。

一本是水银、朱砂、淮盐、皂矾、火硝各五分，明矾七钱，上片三分，麝香三分，将水银、朱砂合为一股，其他盐、矾、硝、皂合为一股，如前法各升三炷香，共九炷香，冷定取出，名为三打灵药，功能生口、净茧、结皮。

（三）关于中九丸方面

一本是锅烈一钱，金丹一钱，银翠一钱，共研细末，面糊为丸，如金凤子大，每服十粒，空心白汤下。如脓寒者加石青五分，余症不加。

一本是锅烈一钱，锅丹一钱，银翠三分，共为细末，面糊为丸，如金凤子大，每服一分，用白汤下之。

一本是锅烈一钱，锅丹一钱，银翠三分，火龙皮三分，共为末，糊丸凤仙子大，每服一分，量病轻重，可加至二至三分，用温酒或温水送下，以毒消为度。

一本是锅烈二钱，金丹二钱五分，银翠二钱，共为末，糊丸如绿豆大，每服二十丸，白水送下，量人虚实用之。

一本是锅烈、金丹、石青各一钱，银翠三分，共为末，糊丸如金凤子大，每服一分，滚水送下。

一本是锅烈一钱，金丹一钱，银翠三分，共为末，糊丸金凤子大，每服一分，白汤送下。

一本是灵药一钱五分，银翠一钱，金丹一钱，若畏寒加百草霜五钱，如阴证加石青五分，其余症可不加，共为末，糊丸如绿豆大，每服二十丸，滚水送下。

一本是锅烈、金丹、银翠各一钱，煅黄黑色，若脓寒加石青，余症不加，共为末，糊丸如绿豆大，每服二十丸，空心白开水下。

（四）关于金蚣丸方面

一本是蜈蚣七条去足，全蝎十二个，炒僵蚕一钱，炮甲珠一钱，明雄黄二钱，朱砂一钱，辰砂二钱，共为末，面糊丸，如绿豆大，每服二十粒，白汤下，若痰核瘰疬，可兼服中九丸。

一本是金头蜈蚣十五条，明雄黄二钱，朱砂二钱，僵蚕五钱炒，川军三钱，全蝎五钱，穿山甲五钱炒，共为末，以黄酒调白面为丸，如梧子大，每服二十丸，壮者三十丸，老弱量服，温黄酒下，汗出即效，未成者消，已成则溃。此乃消毒之药，已溃者勿用。

按：此方与古方"五虎下西川"乃同一处方，又系"化毒散"之加明雄黄、朱砂而去归尾者。

（五）关于三香丸方面

一本是朱砂二钱，丁香三钱，广香五钱，砂仁二钱，小茴香七钱，白术二钱，紫苏一钱，黄芩一钱，云苓三钱，云皮二钱，干姜五分，香附一钱，猪苓一钱，草果二枚，花粉三钱，泽泻一钱，木通一钱，甘草五分，共为末，糊丸如绿豆大，每服空心白水下。若患者体弱，饮食减少，恐服中九丸而腹痛作泻者，可兼服此丸，以保身体。

一本是白术一钱，茯苓二钱，陈皮一钱，干姜三钱，附子三钱，香附三钱，猪苓一钱，泽泻一钱，木通一钱，草果三钱，花粉三钱，共为末，糊丸如绿豆大，空心白汤下。（一本云：姜汤送下。）

（六）关于化肉膏方面

一本是桑枝灰五斤，芝麻梗灰五斤，石灰五斤，先将仙茅、甘草熬水，淋散石灰，将灰再用药水淋滴，滴下之水，用器盛之，水放舌上如针刺状尤佳，接一大碗，入罐内，用火慢熬，此时可加入明矾一两，共熬成膏，收贮备用。专治疮毒肿硬，不易成脓，或成脓犹硬者，甚效。

一本是桑枝灰五升，麻梗灰五斤，石灰五升，共合一处，加巴豆二钱，灵仙四两，川乌四两，草乌四两，生南星二钱，生半夏二钱，野芋头二钱，将后三味合匀，用竹器盛之，以稻草贴放竹器底下，然后将灰放入竹器内，中间留一孔，将灵仙、二乌煎水泡石灰，俟竹器底下有水滴出时，以大磁碗盛之，将水放舌尖上试之，如针刺一样则可矣，再将此水入锅，慢火熬一日，下明矾不拘多少，至成膏时，收贮备用。

（七）关于药线方面

一本是白砒三钱，明矾七钱，蛇含石五钱。

一本是白砒七钱，白矾三钱。

一本是白砒、红砒、青矾、白矾、雄精①各五钱。

（八）关于紫霞膏方面

一本是乳香一钱，没药一钱，轻粉三分，松香二两，全虫二钱，蓖麻仁一百粒，铜绿一钱，血竭一钱，血余一团，白蜡二钱，共为末，入蓖麻仁在内，外加麻油捶膏，摊贴患处。

一本与上方同，只多独角莲一个，朱砂二钱。

一本是铜绿一钱五分煅过，乳香五分，血竭一钱，松香一钱，蓖麻子十九粒去壳，共为末，用斧头在石上捶之，入白蜡一钱，清油三、五滴，捶至成膏备用。

一本是铜绿一钱，乳香五钱，没药五钱，轻粉三钱，松香二两，蓖麻仁一百粒，共为末，外加白蜡、清油少许，捶膏千余下，如不成膏，可再入蓖麻仁数十粒，即可成膏。

一本是铜绿一钱，血竭二钱，乳香二钱，儿茶二钱，轻粉一钱，白蜡二钱，共为末，放石板上，用斧头捶入蓖麻仁百粒，清油滴三、五滴和匀，捶成膏备用。

一本与上方同，只多全虫，少儿茶。

---

① 雄精：即雄黄。

外科十三方考

（九）关于千捶纸方面

一本是白砒五分，明雄一两。
一本是白砒一钱，明雄三钱。
一本是白砒五分，明雄一钱，独角莲一两。
一本是白砒二钱，明雄二钱。
一本是白砒五钱，明雄一钱。

按： 制法则各本均同。

（十）关于太岁墨方面

一本是制乳香一钱五分，制没药一钱五分，山慈菇一钱五分，生半夏二钱五分，锦大黄五钱，雄黄一钱五分，五倍子二钱，红芽大戟二钱五分，共为末，以面糊为锭。用时以鲜菊叶汁，磨涂患处。

一本是文蛤三两，麝香三分，千金子一两，山慈菇一两，明雄黄一两，红芽大戟一两五钱，净蟾酥一两，朱砂一两，共为末，糯糊为锭备用。

一本是文蛤二两，千金子一两，麝香一分，大戟一两，穿山甲一两炒，山慈菇一两，川乌一两，草乌一两，共为末，以糯米粥捣和，做成墨，阴干备用（又一本有麝香五分，其余皆同）。

另有几本处方皆是"太乙紫金锭"，故不另录。

（十一）关于代针散方面 （一名代针膏）

一本是巴豆霜一钱，轻粉一钱，明雄黄一钱，共为末，密贮备用。如遇疮疡化脓，不得穿溃，畏痛不肯开刀者，可用乳汁将此药调成饼，贴毒顶上，一日即可穿溃。

中编 方剂

一本是巴豆一钱，红砒一钱，明雄黄一钱，轻粉一钱，共为末，收贮备用，用时敷于疮顶，即破（一本是用醋调敷疮顶）。

一本是江子霜（即巴豆霜）一钱，铅粉五分，雄黄一分，研末备用。

一本是巴豆霜一分，红砒一钱，明雄黄三钱，轻粉一钱，共为末，以鸡子清调敷毒上，自破。

（十二）关于熏洗汤方面

一本是羌活、独活、荆芥、防风、桑叶、槐叶、梓木叶、桃叶、苍术、薄荷、苏叶、银花、草乌（无分量），水煎熏洗。

一本是羌活、独活、防风、荆芥、银花、苍术、薄荷、紫苏、川乌、草乌、桃枝、槐枝、樟木叶，共煎熏洗。

一本是羌活、独活、荆芥、银花、草乌、紫苏，共为细末，煎汤熏洗。（按：所附方歌，药味又不尽同。歌曰：熏洗溃疮此药良，荆芥苏独并羌防，桃枝樟叶薄荷草，苍蝉乌银合葱姜。）

一本是羌活、独活、防风、银花、草乌、紫苏、薄荷、桃枝、樟木叶、桐子叶，共煎水，熏洗患部。

一本是羌活、荆芥、银花、草乌、紫苏、当归、川芎、桃树皮、桐子皮，共熬水，洗患处。凡疮毒破烂，及皮肤作痒烂者，皆可用之。

一本是羌活、独活、荆芥、防风、苍术、草乌、薄荷、爬山虎、三角尖①、槐枝、柳枝、桑叶、樟叶，共煎水，熏洗患部。

一本是茶花、羌活、荆芥、草乌、紫苏、桃树皮、桐子

---

① 三角尖：即常春藤。

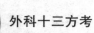

树皮，共熬水，熏洗患部。

（十三）关于天然散方面

一本是铅粉一钱煅过，轻粉一钱，制乳香一钱，制没药一钱，共为细末备用。痒加蛇床子，痛加大黄。

一本是铅粉火煅过为君，轻粉、乳香、没药（无分量），共为细末。痒加线末、对金丸。对金丸方用石黄二两，硫黄二两，白砒一两二钱，黑铅四两，切成片，盖药上，共为末，入锅内，用盐泥封固，打火十二炷香（一本作十炷香），冷定取出，名"对金丹"。

一本是铅粉一两炒黄色，轻粉一钱，乳香一钱去油，没药一钱去油，血竭一钱，上片一分，磁石一钱煅，儿茶五分，共研末备用，功能止痛。若诸疮燥痒者，加铜绿少许，以火煅黄色，诸疮有水者，加海螵蛸一钱，文蛤一钱，灵药五分，即能止痒干水，倘生肌肉，不红只痒者，加银翠一钱，破皮加龙骨、象皮各一钱。

一本是铅粉三钱煅过，乳香、没药、血竭各一钱，赤石脂三钱，冰片一分，海螵蛸三钱，冬月加龙骨、象皮[①]三钱酥炙，共为末备用。

一本是铅粉三钱二分，乳香三钱，没药三钱，铜绿三钱，用儿茶水煮干，炒黄色备用。

（十四）关于麻凉膏方面

一本是川乌、草乌、野芋、芙蓉花叶为君，捣极烂，用

---

① 象皮：为象科动物亚洲象的皮，性味甘、咸温，功用止血敛疮，主治外伤出血，及一切创伤溃痛久不收口。

鸡蛋清调匀敷上，即刻止痛。

　　一本是川乌、草乌、野油兜各一两，姜黄五钱，生南星五钱，芙蓉叶四两，共为末，阳毒用酒，阴毒用醋，调敷患部。如皮破者，用清油调敷，如系阴毒，可加文蛤、黄芪、肉桂为末，醋调敷之。〔按：方中之野油兜，系野芋头（即独角莲）之误称〕

　　一本是川乌、草乌、野芋头、芙蓉叶（无分量），研末，用鸡蛋清调敷之。

　　一本是川乌、草乌、野芋头、芙蓉叶、生南星、生半夏各八两，共为末备用。阴毒加文蛤一两，燕窝泥四两，共为末。

（十五）关于解毒膏方面

　　一本是香油八两，密陀僧二两，铅粉二两，白及一两，白蔹一两，木鳖子十粒，防风一两，穿山甲十片，赤芍一两，大黄一两，血余一团，桃枝、柳枝、槐枝，将油入锅熬滚，入众药，熬成枯黑色，去渣，然后下铅粉、密陀僧，滴水成珠，为膏收之。敷疮毒，百发百中。

　　一本是露蜂房、穿山甲、桑白皮、白蔹、木鳖、蛇蜕、芍药、血余、密陀僧、清油、铅粉、桃树皮、槐树皮（无分量），将各药入油内煎枯，滤净渣，然后下密陀僧收膏，老嫩得宜，百疮可治。

　　一本是白及三钱，白蔹三钱，马前子一两，峰房三钱，蛇蜕一钱五分，穿山甲三钱，桑皮五钱，槐白皮五钱，桃枝三十寸，鲜马齿苋五斤，煮汁兑入，血余如鸡子大一团，共合一处，用香油一斤，炸枯去渣，再加宫粉搅匀，熬至滴水成珠，收贮听用。

解生灵病痛于倒悬

一本是麻油一斤，铅粉八两炒黄，白及、白蔹、木鳖、蜂房、蛇蜕、血余、穿甲片、桑枝、槐枝、桃枝、陀僧、血竭、赤芍各八两，将各药油浸，见天气清明方可，否则少灵，入锅内熬枯，去净渣，后下铅粉、密陀僧，老嫩得宜，百疮皆效，百病可贴。

二、十三方的药性略释（以十三方为次序）

砒石：即氧化砷。功能燥热，温中，杀虫，截疟，祛痰，补血，对于萎黄贫血，及贫血性心脏衰弱、慢性皮肤病等症，有强心、助气、活血及润泽皮肤等功效。对哮喘痰多及疟疾患者，有祛痰作用；又因其能杀螺旋体及疟原虫，故可用以治疗梅毒、回归热及疟疾；又因其能强壮神经，故可用于神经痛病、神经衰弱、神经性气喘及舞蹈病。外用则作腐蚀剂，其腐蚀作用与一般腐蚀剂不同，并非直接破坏该处组织，乃是先使细胞浆中毒，然后由细胞崩溃而破坏。

硫黄：功能温中，壮阳，去沉寒痼冷，杀虫，疗疥，故内服可用于阳虚衰弱、阴寒腹痛、脾胃虚寒、冷痢腹痛、四肢逆冷等症。外用则为杀虫剂，专用于疥癣、秃疮等寄生性皮肤病，与砒、汞配合，更可治疗各种疮症。

明矾：即硫酸钾铝，为收敛药。内服可用于胃肠、喉头、支气管等炎症，及咯血、咳血、衄血等症，并适用于癫痫等神经病之痰涎涌盛者。外用适宜于鼻出血、鼻中息肉、口腔溃疡、鹅口疮、腋臭、足汗、痈疽、疥癣、疔疖、瘰疬等症。

硼砂：即硼酸钠，为消毒药。有消炎、防腐、杀菌作用。适宜于喉头、齿龈、口腔等炎症，作含漱剂；对于一切破溃炎症，则可作局部消毒剂。

铅丹：即氧化铅。功能杀菌、消毒、镇静、镇痉，坠痰。

内服可治吐逆反胃，及惊痫性歇斯底里。外用能治结膜炎、腋臭，及拔毒生肌。

绿矾：即硫酸铁。功能补血，燥湿，消积，化痰。凡贫血及萎黄病、胃肠出血、黄肿等，皆适用之。煅赤外用，可治结膜炎、脓疱疹、腋臭。

食盐：即氯化钠。功能泻火，润燥，滋肾，清心。炒服可催吐。外用可消炎、解毒。

水银：功能杀虫，驱梅。外用能治恶疮、疥癣、腋臭。吸入血液，有轻微的营养刺激作用，故能增加体重，与砒、铁、磷等有同样作用。

蜈蚣：功能解毒，镇痉，破瘀。适用于脑膜炎的惊痫，破伤风的角弓反张，抽搐、痉挛、撮口、麻痹、拘急等，并能治结核症。

全蝎：为镇痉药，功能弛缓神经的紧张痉挛。适用于惊痫抽搐、麻痹拘挛、破伤风拘挛、诸风掉眩、手足震颤、口眼㖞斜、半身不遂、角弓反张等症。

蝉蜕：为解热、消炎、镇痉药。功能宣肺气，疗失音，散风热，发疹瘖，治惊痫。适用于各型感冒性头痛、小儿因热而致的惊痫、痉挛抽搐、破伤风痉挛、妇人产褥热及喉头炎、咳嗽失音、风疹、障翳、中耳炎等症。

僵蚕：为镇静、镇痉药。功能止痛，消肿，化痰。适用于中风、惊痫抽搐、头痛、咽痛失音、四肢痉挛等症。

丁香：为芳香性健胃药。功能暖胃，补肾，止呃，镇呕。适用于因寒而起的胃痛、呕吐咳逆、腹痛、肠鸣泄泻等症。

木香：为芳香性健胃药。功能发汗，利尿，祛痰，除虫，调整肠胃机能，排除肠内发酵气体。适用于霍乱腹痛、泄泻、痢疾、肠鸣等症。

茴香：为芳香性健胃药。功能行气，止痛，镇呕，祛除膀胱冷气。适用于肠疝痛、鼓肠、腹胀、腰部冷痛、睾丸坠胀等症。

砂仁：为芳香性健胃药。功能行气宽中，消食健胃，镇呕，除胀满，治寒泻。适用于神经性机能停滞、胸脘满闷、常欲呕吐，及慢性胃炎、肠炎、鼓肠、腹胀等症。

紫苏：为发汗解热药。功能发汗，利气，和血，下食。适用于感冒热病初起，恶寒发热无汗者，或鼻塞、咳喘、恶风者，或咳嗽痰血，兼有恶寒、发热者。

茯苓：为缓和利尿药。功能利小便，和脾胃，利水湿，除烦满。适用于心悸、小便不利、皮下水肿、睡眠不安、呕吐痰水、大便泄泻等症。

白术：为利尿止泻药。功能燥湿，补脾，止汗，安胎，利小便，止泄泻。适用于脾虚泄泻、孕妇呕吐，及妇人头痛冷气等症。

陈皮：为芳香苦味健胃药。功能下气，止呕，健胃，快膈，镇咳，祛痰，止呃。适用于消化不良、脘腹满闷、舌苔腻厚、口黏不渴、痰涎停滞等症。

干姜：为辛辣性健胃药。功能散寒发表，温中消痰。适用于感冒风寒、头痛鼻塞、胃寒呕吐、泄泻、咳嗽气喘、筋骨酸痛、脊背寒冷、血行障碍等症。

猪苓：为辛凉性利尿药。功能利水通淋，解热消肿。适用于热病小便不利、赤涩热痛等症。

泽泻：为利尿药。功能消水止渴，通淋利尿。适用于水肿烦渴、呕吐便泻、疝痛、停痰蓄饮、脚气湿热等症。

香附：为芳香健胃药。功能镇痛，行气，健胃，开郁，调经，消积。适用于神经性胃痛、消化不良、食欲减退、胸满呕吐，及精神郁结所致之经痛、经闭等症。外用并有治疗疮疡之效。

木通：为清凉性消炎利尿药。功能杀三虫，利九窍，消水肿，利膀胱，排脓，镇痛，消炎，清热。适用于妊娠及肾脏炎浮肿、急性尿道炎、淋痛等症；并能散痈疽恶疮，疗心烦不眠。

草果：为芳香性健胃药。功能温中逐寒，祛痰截疟，燥湿止呕。适用于脘闷欲吐，消化不良，嘈杂呕吐，腹部膨胀等症。

花粉：为清凉性生津药。功能生津解渴，清火润肺，镇咳祛痰。适用于热狂时疫、消渴、乳痈、发背、痔瘘、疮疖、擦伤等症。

桑麻梗灰：含钾碱，合石灰可消瘰疬。

石灰：为消毒药。功能腐蚀、止血。凡疽疡、恶疮、死肌、痔核，及黑子、息肉等症，均可治之。

威灵仙：为利尿及通经药。功能宣五脏，散风湿，祛痰滞，利关节，去痈瘿。凡关节痛、神经痛、肌肉痛、脚气痛、风痹、停痰蓄饮等症，皆适用之。

乌头：为镇痛、镇痉药。有麻醉性，功能麻醉知觉神经及运动神经，故有镇静、镇痉之效。适用于各种神经痛、关节痛，及瘰疬、癌肿、跌打伤疼痛等。

半夏：为镇吐、祛痰药。功能化痰止咳，温胃降逆，消肿镇痛。凡呕吐不止、咳逆痞满、气喘、痰涎涌滞、咽喉肿痛等症，皆适用之。外用可止创伤出血，有消肿、止痛、止血之效。

巴豆：为猛烈峻下药。有破癥瘕，通闭塞，消水肿，烂死胎的作用。凡寒积冷滞、便通不畅、痰食胶结、胀满作痛、妨碍呼吸，及小儿食积吐乳等症，皆适用之。

独角莲：又名野芋头，有大毒。可治跌打损伤、痔漏、麻风；合麻药用，能消肿毒，止痛，疗疮癣、瘰疬、蛇伤；

妇人乳痈则和香糟捣敷。

铜绿：乃碱性醋酸铜金属类，能与蛋白质化合，生成溶解性的沉淀。可制成溶液，作收敛药或腐蚀药，止创伤之出血，腐蚀不良肉芽等用之。

血竭：为收敛性止血镇痛药。功能散瘀止痛，通经活血。凡心脏猝痛、金疮出血、跌打损伤疼痛、产后瘀血上攻、胸满气喘、腹中块痛等症，均适用之。外用敷跌打伤处，功能散瘀、止血、止痛，并治恶疮、疥癣等症。

乳香：为镇痛通经药。功能舒筋调气，散瘀活血，托里护心，生肌镇痛。凡经闭、经痛、产后血瘀腹痛、跌打瘀凝作痛，及心腹痛等症，皆适用之。他如痈疽疮疡，可以消炎止痛，去腐生新，以等分的乳香、没药研末，醋调，涂敷一切肿硬块核，甚效。

没药：为镇痛通经药。功能活血散瘀，消肿镇痛。凡支气管、膀胱、子宫等的分泌过多，及经痛、胃呆、产后血气疼痛等，皆适用之。外用能疗金疮、杖疮、诸恶疮、痔瘘等症，功能去腐生新。

松香：为外科用药。功能燥湿杀虫，生肌镇痛。凡疥癣疮疡、脓血瘘烂等症，皆适用之。配铜绿、桃仁、蓖麻仁等，捣烂外用，可治瘰疬恶疮。

铅粉：为杀虫药。功能杀三虫，治疥癣，疗恶疮。炒黄包煎内服，可杀肠寄生虫，但有堕胎作用，须注意。外用可治一切恶疮疥癣，干脓敛口。

大戟：功能逐水通便，消肿通经。适用于水湿痰饮、停留胸胁，及食物中毒、脘腹剧痛等症。

千金子：功能逐痰水，消癥瘕，通二便，有峻下、利尿、通经及解食物中毒等作用。

文蛤：即五倍子虫，为强有力的收敛药。对于慢性肠炎、久痢不止、吐血、呕血、咳血、衄血、便血、尿血、子宫出血，及自汗、盗汗，赤白带下等症，均有疗效。外用于金疮出血、皮肤湿疮、中耳、口腔等炎症，有杀菌、消炎之效。

麝香：为兴奋强心药。功能亢奋中枢神经机能，促进新陈代谢，旺盛诸腺分泌。对于热病末期的心脏衰弱，发现昏迷状态，虚脱重症，及神经抽搐、知觉障碍、精神不安等，有安脑、镇痉功效。对于脏器瘀血、血栓、血塞，及癌肿等症，有祛瘀消肿功效。对于月经困难及经闭等症，有行滞通经功效。

朱砂：含红色硫化汞成分，为安神镇静药。对于心神不宁、怔忡健忘、惊恐多梦等症，有安脑镇静功效。对于痈肿恶疮等，有消炎杀菌功效。

雄黄：为驱虫解毒药。功能行瘀解毒，辟秽杀虫，有刺激性及腐蚀性。内服可治肠寄生虫病及梅毒性病。外用可治秃疮、疥癣、麻风、瘰疬、梅毒、蛇咬等症。

山慈菇：为清热解毒药。对于各种热性病、败血症，疗疮、肿毒、痈疽、发背，瘰疬、结核等症有效。

金银花：为消炎利尿药。功能解热、消炎，杀菌、清血、驱梅、利尿。凡热性痈肿，身热无汗，与化脓性疾患、急慢性淋病、梅毒，赤痢、胃炎、关节炎，以及脓疡、痈疽、肿毒、疥癣、恶疮等，皆适用之，为外科有效良药。

独活：为镇静、镇痉药。功能发散祛风，镇痛解热。凡感冒性头痛、风湿性关节痛，及各种神经痛等症，皆适用之。

羌活：为镇静、镇痉药。功用同独活。独活治关节痛，多为麻醉剂；羌活治关节痛，多为发散剂。两者作用虽异，结果殊途同归。

荆芥：为发汗、镇痉药。功能祛头风，除湿痹，下瘀血，消瘰疬。凡感冒初起、头痛恶寒、发热无汗、小儿发热抽搐、妇女产后血晕、牙关紧闭、四肢强直，及腮腺肿胀、疮疡肿毒、寒热无汗等症，皆适用之。

防风：为祛风解表、镇痛药。功能发表，清肺，除风，胜湿，镇痛，祛痰。凡感冒头痛、身痛发热、无汗恶寒、关节疼痛，及疮疡初起、寒热无汗等，皆适用之。因有预防风邪之意，故名防风。

苍术：为燥湿、止泻药。功能燥湿、发汗、止泻。凡慢性肠炎的水泻，及慢性关节炎等，均适用之。外用燃烧，可辟湿气。

薄荷：为辛凉性发汗解热药。功能镇痛镇痉，发汗解热，祛风健胃。凡感冒鼻塞、头痛目赤，及热性病初起、身热无汗、喉痛、口齿肿痛等症，皆适用之。苏联曾以薄荷脑治疗长期不愈合的软组织创伤，尤其是下腿的营养性溃疡，效果更佳。

大蒜：为健胃整肠药及皮肤刺激药。功能辟秽，消肿，祛痰，利尿，化肉，杀菌，散痈肿、蜜①疮。内服适用于消化不良，便泻腹痛，咳痰不利等症。外敷有消炎作用，能治痈疽毒疮、沙虱蛊毒等症。苏联 Olg Savchuk 女士实验：大蒜的挥发性成分，在 12～15 分钟内，对白色葡萄状球菌，在 10～15 分钟内，对金黄色葡萄状球菌，在 15～20 分钟内，对链球菌等，可完全抑制不能生长；1∶15 的大蒜汁水稀释液，比纯粹大蒜汁的杀菌范围更广。又把大蒜榨汁或捣泥，或蒸取挥发油，或用蒸化法，治疗化脓性外症，有消毒防腐和增进肉芽的功能。

桑叶：为辛凉发汗药。凡风寒感冒、恶寒轻、发热重、

① 蜜：音 nì 蛀蚀。

身困无汗、目赤、喉痛、牙痛、咳嗽等症，皆适用之。外用可以消炎退肿。

白芷：为麻醉镇痛药。含有白芷痉挛毒素（Anglicotoxin）0.43%，功能兴奋，镇静，散风，燥湿，祛痰。凡神经性头痛、长期偏头痛、咳嗽痰多、鼻流清涕、目痛流泪、流行性感冒、妇女带下，及慢性弛缓性溃疡等，皆有疗效。亦可作痔疮浴料。

白及：为胶黏性止血药。能治痈肿恶疮，败血死肌，补肺敛肺，生肌止血。凡久咳带血、肺痨咯血、胃出血、肠出血，及肺脓疡、肺坏疽等症，皆适用之。外涂痈肿溃疡，可促肉芽发生，又可除面上皯疱，涂手足皲裂，愈汤火伤。

黄芩：为清凉解热药。功能解热消炎，防腐杀菌，除湿去黄，逐水镇呕。适用于不恶寒但发热，及呕吐下痢、心下痞满、腹痛、喉炎、肺炎等症。外用能杀菌消肿。

细辛：为定喘镇痛药。含有3%的挥发油，功能镇痛祛寒，温中下气，破痰利水。凡感冒头痛、齿痛、眼痛、风湿痹痛、流行性感冒关节痛、咳嗽身痛等，皆适用之。

栀子：为解热药。功能利小便，通五淋，去风热，解消渴，退五黄，消炎肿。凡各种充血性炎症、身热、头痛、目赤、心烦口渴，及胆道炎引起之黄疸、各种热性病、呼吸器病、胃肠病等，皆适用之。外用能消炎退肿，敷打扑、挫伤肿痛，有效。

阿胶：为止血药。功能补血止血，调经安胎。凡咳血、吐血、衄血、肠出血、子宫出血等，一切血症均适用之，并能止痢、安胎、调经、润肺。牛胶功用，与此相同。

海藻：为变质药。功能消瘰疬，化痔核，治痈肿、癥瘕、瘿瘤。凡甲状腺肿、瘰疬等症，皆适用之。昆布与此相同。

大黄：为苦味泻下药。功能涤肠胃，下燥结，破癥，下

外科十三方考

瘀血，调中化食，消炎平脑。凡高热神昏、发狂谵语、大便秘结、寒热积滞等症，皆适用之。外用醋调涂敷，功能消散赤肿坚硬。

血余：为止血药。凡一切出血及癃闭、二便不通、惊痫瘛疭等症，皆适用之。

赤芍：含有安息香酸，为通经、祛痰药。功能镇痉，镇痛，祛痰。凡月经不调、胃痛、腹痛、子宫痛等症，皆适用之。大量内服，可使体温降低，体质健康者，用少量不起显著作用；多量或则使喉头瘙痒，引起咳嗽，故有祛痰之功。

木瓜：为止尿药，功能舒筋镇痛。凡小便过多、腰膝酸痛、风湿痹痛、关节痛、四肢痉挛、腓肠肌痉挛、霍乱转筋等，皆适用之。

下编 常见病症

十八问答

一问曰：何为脑花？

答曰：脑为诸阳之首，乃经络之总会也。花者如莲房样，或有数孔，或有十数孔，初起如粟米大，微疼微痒，三四日间则作热发疼，其毒亦渐长，无脓红肿，十数日后出脓者，则易治，若不出脓，中间烂如败絮棉团者，则难治。

问曰：当何以治之？

答曰：初起者以"麻凉膏"敷之，再以"熏洗汤"熏洗之，待脓出尽时，以"解毒膏"贴之，俟腐肉落尽，方可生肌；如气血盛而脉洪大者，可内服"中九丸"，其毒即可渐退而愈。昔有一妇人生此疮，无花如馒头样，红肿无孔，此为脑痈，不可以花法治之，因经他人敷草药过多，致表皮变硬，人皆以无名肿毒治之，故多不应；余以"化肉膏"贴之，并用针开孔出脓，唯此后脓久不干，又用药线插之方愈。

二问曰：何为对口花、对口疽、对口疔？

答曰：花者眼多；疽者顶平；疔者顶尖如角多痒。

又问曰：三者何以治之？

答曰：名虽不同，其治则一。头者经络之径路，前有口舌相干，不可言易，先须认清五善、七恶，治疗方有把握。如在十余日间有脓者，则易治，如不成脓，如一包败絮者，则难治。治法可内服"中九丸"，外敷"麻凉膏"，再用熏洗之法，自易痊愈；如有管者，当用药线取之，然后再以生肌药敛口。

三问曰：何为背花？

答曰：背花者其毒极重，五脏六腑皆系于背，故背心生毒，要有脓出方为顺症，烂肉落尽知痛者，方好治。若初起如粟米大，兼有脓头者，不拘老幼，即灸艾火十余壮，其毒即出。此种病候，丸药取效者多，汤剂见效者少。患此症者，须饮食、二便如常，有脓，周围没有乌肉，兼知痛痒，方为善症。治法则一，可内服"中九丸"，外用"化肉膏"化去腐肉，自易痊愈。

四问曰：疔毒起于何经？

答曰：起于心经，乃极热恶症。发于六腑者易治；发于五脏者难治；不痛不痒，周围乌黑者难治。疔有三十六种，外有五种不测之症，或食牛羊犬马，或饮酒毒物而生，初起不疼不痒，或出水，或翻花，或无头，不作脓，如冬瓜皮样，或头白，或乌黑，通走九窍，眼耳鼻口舌骨里，有生脓血，由头面传于咽喉者必死。且疔生二三日，必有外征确候，生于头面者，将走黄时，咽喉必痛；生于手足者，将走黄时，腋下必有疙瘩，其疔之附近，亦必有红线内攻，与他疮殊异。凡初起时，如粟米大作痒，搔之不疼，未老先白头，三四日后潮热寒战，疱硬如疔，或是出水，或者作疼，五六日作紫青色，可内服"疔毒复生汤"（银花、生栀、地骨皮、大力子、木通、连翘、川军、花粉、公英、菊花、乳香、没药，水煎服），外以针刺红线出血，涂以旱烟油，再以鲜马齿苋、鲜柏叶、明矾，鸡子清，捣烂涂疔。诀云"治疔先刺血"是也。如手脚生疔，疼痛难忍者，以热香油洗之，再以蛤蟆皮贴之。又有一种麻①子疔者，此起彼伏，连绵不已，是为恶

---

① 麻：音 xiū。

症，可用"太岁墨"内服、外敷，可以化险为夷。

疗疮形象歌：初起如粟痒微生，未老白头痛渐增，一烧二热寒战起，三四发疱硬如钉，破皮出水疼痛少，五朝红紫六日青，人若犯此无脓症，先定吉凶辨前程。

五问曰：鬓疽、鬓漏、耳门痈，三者何辨？

答曰：疽者生于鬓毛间，状如疖子；平头起者为痈，疼痛非常，或远年不收口者为鬓漏。初起者，先以"太岁墨"涂之，继服"金蚣丸"，再服"中九丸"自愈。耳门痈者，生于耳门之间，三者虽然不同，而治法则一，相症施治，不可拘泥。

六问曰：何为痰核、瘰疬？

答曰：痰核仅一二相连；瘰疬则重台、子母，三五不等，或有十余枚成串者。毒痰毒血，只有二大原因，俱以行痰、顺气、软坚、开郁之法治之。凡症初起，或用海藻、昆布、海螵蛸、海带等药生效者有之，或用斑蝥、全蝎等物攻下者有之，或有用草药内服、外敷者有之。如用此数法均不生效时，硬者自以内消为上，未穿溃者则用"化肉膏"敷贴，以药线落子，七日见功；如浮肿不消者，可用"金蚣丸"、"中九丸"同服，"紫霞膏"亦有奇效。更有马刀疬，坚硬如石，多在耳前、耳后，缺盆、颊车等处，坚而不溃，平而不尖，赤色如火烧烙，极痛难忍，急以"金蚣"、"中九"二丸服之，如不生效，则无方可治。痰核则子午潮烧，是为疬病，亦多难治。

七问曰：何为项下桃、担肩瘤、窜胁痈？

答曰：毒生于颚下者名项下桃；生于肩井上者名担肩瘤；生于胁下者为窜胁痈。治法无二，可照前方选用。

八问曰：何为暗门闩？

答曰：生于耳根下对喉处，如门之有闩，故曰暗门闩。

解生灵病痛于倒悬

其治法与痈疽同。

九问曰：何为乳痈、乳岩、乳花？

答曰：乳痈初起，红肿甚痛，或六七日成脓，或十余日成脓，或因有孕而内吹成之，或因乳子而外吹成之，皆为此病根源。初起可用蒲公英同酒糟捣敷之，或以白头翁叶同酒糟捣敷之，或用马前子去皮毛，香油炸透研末，黄酒冲服一分亦可，见汗即愈。乳岩则因七情气郁而成，初起形如豆大，至四五年时，乃渐大如弹子，或十余年方始发作，其硬如石，溃则状如山岩，故名乳岩。治法服"金蚣丸"、"中九丸"后而生脓者，则为可治之症，若年久溃而不敛者难治，可令人血出不止。倘有五善而无七恶者，尚属可治，否则百无一生。乳花者状如背花，眼多肉绽，治法亦同。若三症毒未成脓者，俱可用药内消，服仙方活命饮（穿山甲钱半，甘草节钱半，防风七分，归尾一钱，陈皮七钱，银花二钱，乳香一钱，没药一钱，花粉一钱，贝母七分，白芷梢七钱，头剂用生军二钱，酒煎服，二剂则去大黄），或"神效瓜蒌散"及"连翘金贝散"等，亦可痊愈。

十问曰：对心漏、对心痈，何以治之？

答曰：照前痈疽、漏疮、窜胁痈等法治之，或可获万一生望，因此属于绝症也。

十一问曰：何为上、下肚角，鱼口、便毒，及阴疳、斗精疮？

答曰：上肚角平脐，去脐四指；下肚角去前阴上三指，胯眼上二指；鱼口在胯眼，其形长；便毒同部位，其形圆，与前诸症同一治法。鱼口便毒初起用"通圣散"，加蜈蚣去头足三分，清油炙过，全蝎去头尾，洗去盐，三分，穿山甲五分炒，僵蚕五分炒，制乳香五分，制没药五分，此六味共研细末，冲入煎药中服之，其毒即下，若年远日久者，则不必服此药（按：服亦无效），可照前法治之。阴疳与蜡烛花不同，阴疳或破皮，或作痒，或疼痛，或皮烂；蜡烛花则必先有一小子，或作痒，或作疼，渐烂开，出脓水，周围渐大，长成肉球，其阴茎则烂而开花。治法先用"化肉膏"化去肉球，再用广锡二钱，水银一钱，于铁勺中熔化搅匀后，倾出冷定，研为细末，与天然散三钱和匀，干掺患处，内服"中九丸"。若烂至阴，则成斗精疮时，有如黄油或如肉之物斗出，乃淫精风火湿热所出成，可用"天然散"，加轻粉二钱，制儿茶一分，煅石膏一分，制铜绿一分，醋煮石青一分，共研细末，有水则干掺，无水则用公猪胆汁调搽，内服"中九丸"，即可渐痊。

十二问曰：卵癀①、卵痈、卵花、卵漏，何以辨别？

答曰：卵者睾丸也，俗名卵子，如肿而成脓，必要针开。卵痈者皮红肿大，毒在皮上。卵花者在肿处溃七八眼，厥状如花。卵漏者内穿一、二眼，出清脓黄水，日久不干。此皆湿热下坠膀胱，或者酒色过度而成，此毒甚有卵子裂破而人不死者，亦有因患梅毒，其毒未尽而发此症者。治法外以紫苏叶包之，并干掺"天然散"加赤石脂，内服"中九丸"。其余一切卵症，均可照此治法。

十三问曰：附骨疱、附骨痈、附骨疽、附骨漏，何以分别？

答曰：毒在胯尖上，不红肿，有时而胯上作痛，有时而胯下作痛，时上时下，时好时歹，如颈骨样，至于时久而痛在一处，皮肤如故，按之则疼痛，而现形不测者，为附骨疽也。治法内服"中九丸"，外以"化肉膏"贴之，脓成者则

---

① 癀：音 huáng，炭疽病。

针之。附骨疽、附骨痛，则必先潮热，或乍寒乍热，先则骨内作疼，继则皮上红肿而硬，亦有因伤寒后而成此毒者，名为汗后脱遗，痛不可忍。治法外以"麻凉膏"贴敷，内服"中九丸"。至于附骨漏者，必先因患痈疽疮时，久不收口，风邪内侵，兼之病者求功太急（按：收口太早），致腐肉未化，毒出未尽，因之时久成茧成漏，脓水不干。治法必须取出多骨，化茧去腐，后上"天然散"，服"中九丸"，方可痊愈。

十四问曰：鹤膝风、鹤膝痈、人面疮、臁疮，何以别之？

答曰：鹤膝风者膝关节常常疼痛，时久后则膝头肿大，如鹤之膝，故名鹤膝。治法内服止痛药酒，外用牛皮胶蒸化，入生姜汁调和成膏贴之。鹤膝痈以红肿痛者为佳，若不红、不肿、不痛，且不作脓者，便不可治；若现出头来，终成绝症。人面疮者，膝上生一肉瘤，如人面样，耳目口鼻必具，疼痛难忍，患此症者，百难一痊。治法但以川贝母一味研末敷之，是否能愈，姑尽人事。臁疮者生在臁儿骨上，或因外面跌破皮肉，受风作痒，搔抓而成，或因疳毒愈后复发而成，或因风热、湿毒未尽驱除而成。治法若不痒者，以"紫霞膏"贴之，内服"中九丸"，或用轻粉五分，生猪板油二两，同新蒸出之馒头皮共捣，涂之亦妙。

十五问曰：裙边疮、蹭癀、踝花、鸭掌疔、鹅掌风、牛皮癣，何以别之？

答曰：裙边疮妇人女子多有之，因搔抓破皮，肌肉溃烂，年深日久，风淫湿热交炽，或因脚气而血脉不行，致成此症，其疮大多难治。盖足为诸阴之所会，肌肉浅薄，气血难到，故治疗不能速愈，可用"紫霞膏"或"白玉膏"贴之，兼用熏洗等法，一方用好醋二碗，入土罐内，将白蜡树叶不拘多少，入罐同煮，俟煮至一碗时，再入轻粉二钱，稍煮之后，用蜡叶贴之即愈。蹭癀生于脚蹭上，穿头出脓者易治，如穿头后，日久年深，不能收口者难治，当以药线治之。踝花生于螺蛳骨上状如螺蛳、有眼出脓，须用药线夺下方好，若眼多而七恶有一、二见者，多不可救。鸭掌疗生于脚板心，其状如瘤，出水流脓，若日久不收口者，当用药线落瘤，并去尽败物，方可生肌。鹅掌风系生过杨梅毒疮，服药过急，收毒入内，不能发出，故发生此疮，可内服"中九丸"，外用桐油搽之，兼用黑牛粪烧烟熏之，即可痊愈。牛皮癣生于颈项及腰腕、胯腿之间，皆由风热之毒中于肌肤，必用银针外刺截住，以川槿皮磨醋搽之，内服"中九丸"，或用烟硫、石青、生巴豆、川槿皮、锅烈搽之，无不愈者。

十六问曰：何为痔漏？

答曰：痔生于肛门弦上，如榴子样者为痔，有眼孔而出脓水者为漏。痔有二十四种，名虽不同，根源皆为湿热下注，或酒色劳碌所伤而成。少年发者极少，至四五十岁时发者甚多。治法若痔上有眼者，以药线插之，其绵管即落，外用"天然散"加赤石脂搽之，"生肌膏"盖之，再加银翠、石青更妙。若是血痔，可内服"中九丸"，若是通肠痔漏，则先用三丫草（即牛蒡子草）透入肠内，然后插入药线，自能渐愈。

按：以"三丫草"透入痔漏，太不科学，书末另附有我国痔科临床经验至效方法，可参考之，但内服中九丸法则仍宜兼用。

十七问曰：口内有虫疳、热疳、走马牙疳等症，何以别之？

答曰：虫疳者是肉内有虫，逞及旁骨，烂出肉如败絮是也。走马牙疳者口唇俱肿，外是好皮，内肉腐烂，鼻梁俱脱，鼻腐烂如柑子皮是也，甚则眼耳口鼻，俱不可救，用醋洗去烂肉见血者，十有一二可治。治法用锅烈、铜绿、天然散各

解生灵病痛于倒悬

二分，药线末一分半，烟硫二厘，冰片三厘，共和匀撒之，内服"中九丸"。此症如烂去皮肉，出水出脓者好治；如烂来像肝子样，又无脓血者，则不可治。热疳则不过牙龈出血，洗搽之法，俱与上同，或以人中白煅过，同白颈蚯蚓、白砒（枣肉烧过）研末，搽之亦佳。

十八问曰：何为鹅口疮？

答曰：满口舌上俱是白皮，口内流涎是也。治法以黄连、干姜、炒蒲黄各等分，为末搽之，出涎即愈。

又喉中有暗门闩是为喉痈，傍咽舌两边有两个肉瘤，如有眼，即以药线插入眼内落瘤，吹药生肌敛口。又有牙眶骨上生痰痈，坚硬如石，发作时牙眶肿胀，歪在一边，可用铍针开眼，上入药线，此为恶症，十中难愈一二，此症前未详及，故重言之。

按：十三奇方抄本之项目体式，各不相同，有仅十八问答者，有无问只答者，有不拘一格者，其间用药方向，亦互有短长。为了多多吸收此中临床经验，今将各本合理部分一并载入十八问后，以供参考。

瘰 疬

瘰疬为疡科中最难治之一种顽固症候，其症之成也，往往三五成群，牵藤成串，故有疬串之称，亦有窜胸窜胁者，种种现象不一而足，溃后则脓水常流，终岁穷年，缠绵不愈，名虽有五，治法则一。在初起时可用紫背天葵草服之，或以紫花地丁草服之，间有愈者，如不愈而反扩大时，则当以顺气行痰、开郁软坚之方（顺气消痰饮）主之，方如次：

石燕一对入锅炭火煅红醋淬七次为末　**陈皮**　**半夏**　**茯苓**各五钱
广香三钱　**海藻**　**海带**　**昆布**各一两　**槟榔**五钱　**防风**三钱

川芎　枳实　白芷　夏枯草各五钱　黄连　黄芩

栀子各一钱　赤芍　桔梗各三钱

或水煎服，或成丸服均可，或兼服金蚣丸更妙。

如系男子，则加入知母、黄柏各八分；如系女子，则加入当归、地黄、川芎、白芍各八分。如有孕者，则忌金蚣丸，恐其伤胎。

此方久服之后，消散者有之；如不消时，则有落核一法，内服中九丸兼金蚣丸，如未穿颈者，以化肉膏贴于头上，俟肉变黑色而不疼痛时，用针剥开一孔，插入药线，一日一插，至七日后，核必自行落出（凡上药线，当以鸡蛋油搽于孔部，以减少其疼痛，然后以解毒膏掩盖之）。用熏洗汤洗净污浊后，用加味天然散加细药，生肌平口，须忌发物，免碍药效。

（按：加味天然散。以铅粉为主，加入余药。）

乳香　没药　儿茶　血竭各一钱　赤石脂三钱

海螵蛸三钱　冰片一分

如系冬月则加龙骨、象皮各三钱。

上共研细末，加入天然散中用之，约一月久可愈。

大药方（能消百毒，去腐烂。按：即药线方）

白砒三钱　明矾七钱

先将矾末铺入锅内，次将砒放在矾中心，滴清油五六滴，候烟消尽，取出备用。如疮口烂大时，用清油、白蜡煎溶，入大药在内，以油纸敷贴。

小药方（能缩血，干脓水）

文蛤一个，开一口，灌入明矾末于内，用皮纸封固，火中烧至内部呈黑色时，取起研为细末，入生肌散用。

脱茧风凉膏（上大药后，以此方润茧，其核自落）

煮鸡蛋五个，去白留黄，同麻油久煎去渣，倾入碗内，加雄黄五钱为末，入油内搅匀，敷搽患处。

痰　核

　　痰核者其核亦成串，三五不等，多生于左右二颊下，或左右二颏，有气、血、风、痰、酒之五种，名虽有五，而其根则一，唯治法当分别虚实，不可笼统。男子在未患痰核之先，原患火症者，则为火盛生痰；妇人在未患痰核之先，先患火症，如子午潮烧，体质虚弱，而后生痰核者（即腺痨），可照瘰疬方法治之，以落其核。惜乎十有九皆不可治，事前当使病家知道，免致医治不愈时，招来毁誉。其治疗法与瘰疬同，服中九丸，贴解毒膏，落核之后，亦以熏洗汤洗之，再用加味天然散收功。

　　凡寒痰凝结者，最忌贴凉膏，服凉药，治法服中九丸或阳和汤为妙。

鬓　疔

　　鬓疔生于太阳下，左右形一样，头尖如疔，坚硬如石，起初顶上如粟米大，起白泡，或痒或痛，色红者吉，紫黑者凶，治法内服中九丸，兼服千金内托散（即十宣散）。方如下：

　　川芎　当归　生地各八分　**赤芍　白芷　防风**各三钱

　　黄芪一钱　**栀子　连翘　荆芥　白术　黄芩**各八分

　　茯苓　银花　人参　甘草各三分

　　上煎服。有脓者可治，无脓者难治，故可以预决生死。

　　外治法：或贴麻凉膏，或涂太岁墨以止其痛，兼用熏洗汤洗之，俟六七日后，红色或乌色回弦，起白浆泡产脓，头顶上不硬而棉软，饮食如常者，是为可治之症。若痛不止，乌黑如前，又不成脓者，其症危矣。当辨五善、七恶，以决生死存亡；如成脓之症，已经溃烂化脓者，可以清油、黄蜡、隔纸膏等贴之：

隔纸膏方

乳香　没药　血竭各一钱　**轻粉**二钱　**银朱**二钱　**铅粉**三钱

朱砂二钱　**冰片**一分　**石钟乳**三钱煅过

上共为末，用清油四两，黄蜡四两，入锅熔化取起，瓷碗贮之，候冷定，入药在内搅匀，以棉纸摊膏，贴于患处，一日两换。贴去腐肉后，视其肉色如石榴尖样时，用熏洗汤洗净，贴解毒膏，掺加味天然散，生肌、平口。

鬓疽

鬓疽者生在鬓毛之间，形同疖子，其痒非常，大者为痈，小者为疽，远年不收口者为漏。其患之来也，因人素好厚味，屡受热证，故成此毒。其治法与鬓疔同，初起时以太岁墨搽之，先服金蚣丸，后服中九丸及十宣散，外用熏洗、先肌、平口法，只要成脓，无不愈者。

嘴疔似指唇疔而言

嘴疔者生嘴上，初起时可用艾火灸之，痒者须灸至痛，痛者须灸至痒。其治法与鬓疔同，敷搽、贴熏、服药，无有不愈者。

水疔

水疔不论何部以及四肢，皆可发生，初起时肤上麻痒，手搔之又觉疼痛，其色乌紫如疹，一发如雷，痛不可忍，疹处皮肉破烂出水，未到七日，或七日间烂成深坑，日夜呻吟者，多属凶多吉少。治法内服中九丸，兼服金蚣丸，外用太岁墨搽之，更以熏洗汤每日熏洗三次，痛即停止。有脓者可治，如无脓而烂至骨者，为不治之症。

耳 门 痈

耳门痈者疮生耳内，其症多由积热而成，一边硬至耳根，红肿痛甚，初起用麻凉膏以止其痛，内服中九丸，兼服金蚣丸，以速散其毒，勿使久延酿成大患。此症定然成脓，治法与鬓疽同，内服中九丸，兼千金内托散，至七日后，耳内出脓，如脓久不干者，须用钱末，以绵纸成条，蘸药末插入耳内，连插数次，脓干即愈。

暗 门 闩 症

此病生于喉咙小舌之上，左右各有一个肉球，塞住喉咙，致水米不下，眼多有脓，形如烂冬瓜状。治法以竹管一支，内贮药线一条，以铁钎顶住药线，入肉球内，一日插入药线一次，连插三日，其球即消，约六七日间，即可痊愈八九；至喉咙不痛，能进硬食物时，以天然散生肌、平口，内服中九丸，兼服甘桔消痰饮：

桔梗　山豆根各一钱　栀子　连翘　防风　薄荷

甘草各五分　黄连七分　大力子[①]一钱　赤芍　白芷

川芎各五分　玄参　麦冬各七分　淡竹叶五分（水煎服）

① 大力子：即牛蒡子。

吹药

熊胆三分　**宫粉**一分　**冰片**一分　**甘石**一钱　**明雄黄**一钱

朱砂五分　**山豆根**一钱

上共为末吹之，不过半月，即可痊愈，以加味天然散收口：

加味天然散（此与前方不同）

赤石脂　煅龙骨　海螺蛸　冰片　儿茶　乳香

没药　血竭

上共为细末，加入天然散中用之，功能生肌、平口。

项　下　桃

此症生于腮下，结一大核，形如胡桃，若不受热，善于保重者，其核即软如棉，若偶有恼怒时，其核即硬大，牵连舌根，颇类重舌，以重舌之方治之，又多不效，故此症必须取核，方有痊愈希望。可照前痰核法落核，内服中九丸兼金蚣丸，其他熏洗、生肌、平口诸法，皆与痰核相同。

马 刀 痰 核

此症生于下颏对喉咙处，形圆如卵，坚硬如石，塞住喉咙，女人患者甚多，一起恼怒，即肿痛潮热，约七八日后，即又如常。医治之法，以顺气行痰之剂为佳，内服中九丸兼金蚣丸，切戒针灸，不可落核，若微针破，即血出不止，且翻弦而不易收口，慎之。若子午潮热，又有火症者（防成骨痨），十难一痊。

解生灵病病于倒悬

乳　花

此疮生于乳房上，或左右二旁，是名乳花，亦名乳痈，眼孔之多，与蜂窝相似。治法外用麻凉膏贴之，内服中九丸兼托里之剂；至七天之后，痛即渐止，四围破皮，照前法熏洗、生肌、平口，须忌发物，方保无虞。或贴隔纸膏亦佳。

乳　癌

此症生于乳头之下，其发生时如豆大，或如枣核，渐渐扩大时可如鸡卵，其硬如石，但不红肿，如受风热或气恼时，即红肿而痛，经六七日后，又复如常，不可针破，若不慎而针破后，即血出不止，或弦翻不收，病遂危矣。治法在初起一二年者，服中九丸多次后，即渐渐消化，或用阳和汤送服中九丸亦可。若年久自溃者，则百无一生。

腰　疽

此症生于左右腰眼下裙带处，皮肤色红，肿硬头平，痛甚。在初起时可用艾火灸之，痛者灸至痒，痒者灸至痛，毒即可散，纵或不散，为害亦少。治法与乳花同，服中九丸，敷洗熏贴，生肌、平口。

上肚角疽

此症生在脐上，约离脐三寸处，皮肤不红不肿，肉内隆起一块，按之微痛，医多误作痰核治之，或作奔豚气治之，故皆无效。病之来源，多因酒色过度后，风邪乘虚所致。治法以生姜、火葱一握，木槌捶烂，入锅炒热，敷于患部，冷后又炒又敷，以散其风邪，内服中九丸兼金蚣丸，外敷麻凉膏，或兼服排脓败毒之剂以攻之：

白术　茯苓　当归　川芎　炙黄芪　人参各三钱　云风

白芷　黄芩　山栀　连翘　银花　蜈蚣　僵蚕　全蝎

蝉蜕　大黄　芒硝　甘草各三钱　大枣三枚引

上水煎空心服，日二次，其毒即可不出皮肤；如成脓或自溃时，其脓即由大便而出，再服蜡矾丸干脓收功：

黄蜡二两　明矾二两　朱砂一两

先将矾、砂研细，合于一处，将黄蜡入锅熔化后，方下矾、砂搅匀，乘热为丸，如梧子大，每服五十丸，空心白开水送下，至大便脓尽时收功。

下肚角疽

此症生于脐下左右，约离脐三寸处，有硬块一条，横过胯眼上下作痛，医者多误作奔豚或小肠之气，故治鲜有效。患此者多由酒色过度后，乘热卧于当风之处，使气遏痰不能周流所致，其形状与上肚角症相似，治法亦同。唯人体虚弱者当兼服三香丸，敷麻凉膏，经六七日后，皮肤肿起痛甚者，可用化肉膏贴之，至肉黑时，用针拨开，脓即随手出矣。若脓不干者，可用药线三次，其脓自干；若脓成而不出肤，必然内溃而由小便中出，以灯芯汤送中九丸服之，即可痊愈。

便　毒

此症在胯眼下有结核，初如弹子大，渐扩张大至鸡卵状，不甚痛。初起时服中九丸兼金蚣丸，外贴麻凉膏，即可内消；如不消时，可再以五虎下西川法主之：

蜈蚣　全蝎　僵蚕　蝉蜕　穿山甲　当归　赤芍　黄芩
栀子　连翘　枳壳　银花　防风　荆芥　生地　木通
猪苓　二丑　大黄　芒硝　黄连　白芷　甘草

上水煎空心服，日三次，其毒自消。如作脓时，以上肚角疽之排脓剂服之，或在放脓时以化肉膏贴之，至穿头，洗以熏洗汤，贴以解毒膏；脓尽后，用天然散以平口、生肌，须忌发物。

鱼　口

此症生于胯间，与便毒相似，唯便毒圆而鱼口长，是其不同处，溃后则形同鱼口，故有是名。治法亦如便毒，敷服熏贴，生肌、平口。

按： 鱼口治法，初起者以内消为贵，古法中最有效之内消良方为山甲内消散。此方民间铃医名"黄甲串"，为游方医囊中之常备药，方如下：

穿山甲三大片炒　**归尾**三钱　**大黄**三钱　**僵蚕**一钱炒
黑丑一钱　**土木鳖**三个　**甘草节**三钱

上以酒水各一盏，煎至八分时，空心服之，渣再煎服，俟便利四次后，食稀粥以补之。除黄甲串外，九龙丹亦为内消鱼口良方，过去重庆某医曾以此方制成"鱼口内消丸"成药出售，获利不赀，且有不少同道购作诊室常用品，其著有疗效可知。

九龙丹
木香　乳香制　**没药**制　**儿茶　血竭**另研
巴豆去油不去心各等分

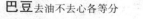

上研末，以生蜜调成一块，瓷器收贮。临用时丸如豌豆大，每服一丸，空腹时热酒送服。又一本云：丸如绿豆大，每服九丸，故名"九龙丹"。以编者过去经验，一粒似太少，九粒又嫌过多，大都视患者体质强弱，以三丸至七丸为最适当；但偶尔也有用到九丸的，病势减退虽快，而患者有下利不休副作用，是不免过分吃苦耳。

又文叔来《外科摘录》中之九龙丹方，与此小有不同，专治鱼口便毒，悬痈横痃①，初起未成脓者宜服。方为儿茶、血竭、乳香、没药、木香、穿甲珠各一两，共为末，以归尾三两，红花二两，酒煎膏，和丸如梧子大，每服二钱，空心热酒送服，数服自溃。余意便毒既成，在未化脓时，必须用快刀斩乱麻手段以杀其势，使不化脓，今将猛烈峻泻之巴豆除去，似失其制方意义，但用归尾、红花煎膏和丸部分，殊属可取。

编者临症上常用家传之"鱼口内消丸"治便毒，效力极为确实稳妥，特将其方介绍如次：

黄柏　荆芥　防风　花粉　蝉蜕　蒺藜　木通　槐子

穿山甲　班蝥各等分　**蜈蚣　全蝎　黑砂**较前药分量加倍

上研末，为丸如梧子大，每服二十丸，热黄酒送服。

臁　疮

此疮生于脚臁儿骨，此处骨多肉少，故有穷骨之称。患症多由风湿而来，初时发硬搔痒，倘偶一不慎，失手搔破时，则出血水，常常不干，且受风后更奇痒难堪，往往穷年累月，

---

① 横痃：音 xuán，腹股沟淋巴结肿大的一种性病，俗称"便毒"。

不能治愈。临症时看其肉色红活而作痛者易治，如乌黑不痛者难治。内服中九丸及下列之清解剂；若疮四边高中间凹者，必有蛀骨，宜搽红升丹，贴隔纸膏。

> **防风　荆芥　苏合香　黄芩　栀子　连翘　赤芍**各五钱
> **黄柏　苦参　牛膝　木瓜　银花　苍术　花粉　白芷**
> **木通**各三钱

上水煎空心服。外用熏洗汤熏洗，后贴隔纸膏，一日一换；若四弦好肉作痒者，以太岁墨搽于弦上，红肿自退，痒即顿止，此时可用加味天然散以生肌、平口。如疮不红活而现乌色，兼出腥水者，宜以除湿追风之剂主之：

> **赤芍　防风　荆芥　白芷　薄荷　紫苏　黄芩　黄柏**
> **蒺藜　苍术　大黄　银花　大枫子　蛇床子**

上剉片，以上老醋一大碗，取土罐一只，入药在内，煎一炷香时，将桐子叶约百十匹，入醋内泡软，冷定取贴疮上，一日一换，至疮口不痒，疮弦红活时，贴隔纸膏，洗熏洗汤，掺天然散，生肌、平口。

裙边疮

此疮亦生于臁儿骨上，女子生者名裙边疮，男子生者名臁疮，故治法与臁疮同。

踝花症

此疮生于踝上，故有是名。治法与前之乳花相同。在初起时，可以蒲公英、野芋头各三两，同捣烂，用酒糟和匀，敷于疮上，干燥又换，颇有痊愈希望。

蜡 烛 疳

此疮生于龟头之上，初起时发水泡，微痒，继则皮破出水。初起时用熏洗汤熏洗之，以太岁墨搽之，即可痊愈；如不幸而扩大时，可内服中九丸，外贴隔纸膏，待痛止后，掺加味天然散，至肉转红活色时，即可痊愈。若肉不红而又痛不止者，则以后方熏之：

水银—钱　**朱砂**—钱　**麝香**半分　**猩红**—钱　**响锡**①—钱

上将锡先入小铁锅中，就炭火上熔化，加水银搅匀，俟银成粉，再加百草霜一钱，入众药研成细末，分作三份，以安息香三支浸湿，每支同药一份，用棉纸卷成条，共成三条。用时每以一条点燃，熏入鼻中，口含净水满口，水热又换，愈勤愈佳。熏时患者当坐于背风之所，勿使风吹烟乱，不易入鼻，如换水不勤者，必有喉牙疼痛之苦（即惹起口腔发炎），慎之！如此日日熏之，约六七日即可痊愈。

按： 此熏条方用熏梅毒亦妙，唯在熏疗过程中，当兼服防风通圣散或黄连解毒汤，以预防其口腔发炎。

下　疳

此疮亦生于龟头上，或左或右，疼痛非常，患部崩裂，若不早治而烂至阴根时，即十中难获一痊矣。治法与蜡烛疳同，内服中九丸，洗熏洗汤，掺天然散，生肌、平口。

---

① 响锡：是锡类中一种，敲击时有金属响声，恐为合金一类。

解生灵病痛于倒悬

斗　精　疮

此疮生于茎中尿管内，茎部肿硬，延至日久，管内排泄白色脓浆，小便刺痛，医每误作淋症治之，故屡治无效。其疮之生也，多因酒色过度，或体弱火旺，忍精不泄，屡积逆精，致成此症。治法内服中九丸，兼服利水之剂：

木通　滑石　瞿麦　蓄　车前子　炒栀子　甘草各七分
猪苓泻泽各五分　白术　丑牛各六分　肉桂三钱　通草三钱
灯芯引

上水煎空心服。另以熏洗汤浓煎一大碗，候水温时，将龟头入罐中浸之，使药气通入尿道管内（如照新法，利用水节，将药水注入尿道中洗之，更妙），然后取后列小药插入茎中：

五倍子一枚，开一小孔，将明矾末装入使满，以碗片一块掩盖其孔，外用盐泥包裹，慢火将泥烧干后，再入炭火中烧之，至泥发裂起烟时取出，冷定去泥，将倍、矾研末，用棉纸卷成条，涂以面糊，蘸药末于条上，阴干，插入茎中，一日更换二次，不过七八日，茎中之患即一扫而去，其脓遂亦不生矣。然后以加味天然散生肌、平口，上天然散时亦如前法，以面糊纸条蘸天然散入茎中，使其生肌，但不可犯发物，并内服中九丸以协助之。

又一治法，系以牡蛎一钱，白莲须、丹皮、枣皮、茯苓、芡实各一两，泽泻五钱，地黄二两（脾胃不健者可加白术一两，枳实一两，麦冬一钱），共为末，炼蜜为丸，如梧子大，每服七八十丸，兼服中九丸、三香丸，外用下面掺药：

黄柏一两，去皮洗净，以猪胆一枚，将柏皮烘热，搽猪胆汁，又烘又搽，然后研为细末备用。

脑　疽

此症生于后脑骨上，其症状为患部初时硬起一块，因其不红不肿，遂忽视之，及至渐渐肿痛时，方始察觉者颇不乏人。治法初起时以麻凉膏敷之，内服中九丸兼金蚣丸，其毒自散；如不散时，必定成脓，可照前面治疬之法治之。如穿头脓水不干，延至日久，恐成茧时，当以药线日搽三次，六七日间其茧即落，用熏洗汤洗净，以天然散生肌、平口。

对　口　疮

此疮生于后颈窝对喉之处，险症也，迁延失治，足以致死。治法先以麻凉膏敷之，看其疼痛若何，若敷后痛止者，是为易治之症，内服中九丸，并照治痈疔法，以清凉之剂敷散之；若初起时搔痒，皮内黑硬，如石一条横插，影响两耳肿痛，日轻夜重，久不成脓，饮食不思者，是犯七恶，亦照前治痈疔法，施以托里排脓之剂，六七日黑色转红，四围起白泡，如粟米大小，内成脓而腐烂，先用熏洗汤洗之，次贴隔纸膏，至腐肉净后，以加味天然散加鸡内金末掺之，即愈。

左 肩 花 症

此疮生于左肩井穴上窝心内，治法与前乳花同，服中九丸生肌、平口。

103

解生灵病痛于倒悬

右 肩 花 症

此疮与左肩花同，治法亦然。

左右发背症

此疮生于左右饭匙骨上，治法与肩花同。

附 骨 疽

此疮多生于大胯上有肉之处，因患者体厚，嗜食煎炒厚味，又兼酒色过度，招受风湿，致痰湿凝滞不行，屡积而成，其初起时梆骨作胀，不甚大痛，攻起一块，外面肉色灰白，延至期月，遂大如斗，潮热，头痛，身疼，六七日后，潮热不退者，其大胯内之梆骨必然作痛，医者每多作风湿痰凝或筋骨疼痛治之，故恒不效。岂知此乃阴毒之症，故痛则日轻夜重。治法以火葱一斤，生姜一斤，捣烂，入锅炒热，用布包之，以熨痛处，冷了又换又熨，熨后再加石菖蒲二两入内，再炒再熨，其毒必出于皮肤而转红肿，内服中九丸，并前方托里之剂加人参三钱，外敷麻凉膏，至脓熟应指时，以化肉膏贴之，视肉变黑色时，以针拨开疮头，使脓随针出，若无脓出者，再以化肉膏插入孔内，再烂一个时辰，再用针拨，脓必出矣。若脓久不干者，可用药线插入一次，以解毒膏贴之，常服中九丸，解去热毒，方不生变，当忌发物。

鹤 膝 风

此症生于膝眼上两鬼眼穴内，肿起痛如针刺，其症之起因，大抵由少年时不知保重身体，过于酒色斫丧，兼受风湿所致。治法在初起时，可用八法神针针入鬼眼穴内，补泻运气，起针后，用艾火灸十余壮，痛即可止，内服中九丸兼药酒，酒方如次：

当归　赤芍　川芎　白芷　防风　牛膝　木瓜　薏苡仁
羌活　厚朴　苍术　陈皮　荆芥　土茯苓　熟地
升麻　甘草　桑寄生　石楠藤　白蒺藜

上共剉成片，布袋盛之，以好酒十斤放坛内，入药其中，坛口用荷叶封住，放在火内烧三炷香久，冷定取起，每日空心饮之，尽量而止。肿处以棉包裹，不可受风，以常温暖为佳。

脚 背 花

此疮生于脚背，不拘左右。初起治法与前肩花同，服中九丸，熏洗，生肌、平口。

手 掌 花

此疮生于掌心中，治法与肩花相同，服中九丸，熏洗贴，生肌、平口。

耳 层

此疮生于耳内，初起微痒作肿，或外面肿而作脓，单方

105

以胭脂水滴入耳内，亦有以鳝鱼血滴入而生效者。吾门治法，用棉纸条以糨糊润湿，蘸线末，晒干后插入耳内，一日两换，至七日后，脓水自干而愈。

鼻　息

此疮生于两鼻孔内，有一肉瘤掉出鼻孔，时常作痛，兼出腥臭脓水，乃肺经积热所致也。治法宜内服中九丸兼金蚣丸，以祛肺热，外用化肉膏贴肉瘤上，至肉黑时，以针拨开一孔，插入药线三次，七日后其瘤自脱，用熏洗汤洗后，以加味天然散吹入鼻内以生肌，再服清肺之剂，以清余毒。

清肺饮

瓜蒌仁去油　桔梗　黄连　生地　天冬　麦冬　陈皮各七分
黄芩　栀子　连翘　赤芍　前胡　半夏　川芎　茯苓
猪苓　木通　花粉　白芷各五分　灯芯引

又方于七月七日收甜瓜蒂阴干，临用时以一分研末，再用白矾少许，棉裹塞鼻。

牙　泄

此症牙龈肿痛，用水漱口，则满牙齿流血不止，故名牙泄。治法以止血为主，先用侧柏叶一握，捣自然汁噙之，热了又换，数次后，以后方搽之：

青黛三钱　食盐三钱　五倍子三钱　枯矾一钱　百草霜钱半
真京墨一钱　红褐子灰三钱

上共和匀，以米泔水漱净口后，将此末搽于牙龈上，内服中九丸以解热毒。

喉 风

此症喉咙肿痛，痛不可忍，一发如雷，乃急病也。水米不能下咽，生死危在顷刻，但亦有延至六七日者。治法内服中九丸，兼服加减甘桔汤及败毒散，若外面红肿者，以麻凉膏敷之，再吹加味冰硼散。

加减甘桔汤

桔梗　元参　白芷　防风　赤芍　川芎　前胡　独活
连翘　荆芥　甘草各五分　丑牛　山豆根　黄芩　射干
生地各五钱　竹叶七匹引

上水煎食后服。

加味冰硼散

熊胆三分　儿茶五分　血竭　乳香　没药　硼砂
寒水石各五钱　青黛六钱　冰片一钱

上共研末，吹入喉中，使其尽量流出涎水，约七日后出脓，即愈。

龙 癣 疮

此疮生于胸前两胁，初起作痛，如粟成丛，肉皮红肿，不敢搔抓，有单方四个，或可治愈。

一方：以镜面草为末调水搽之。

一方：用大黄末调水搽之。

一方：用田螺捣烂敷之。

一方：用海金沙末调清油搽之。

如用以上各方均不效时，可内服中九丸兼金蚣丸，以解去热毒，外敷麻凉膏，疼痛即止。如患处已成脓者，用隔纸膏贴之，后以加味天然散生肌、平口。

龙 缠 疮 （俗名缠腰丹）

此疮生于腰间系带之处，初起红肿，痛如火烧而不可忍，约三日间破皮出水，但不成脓，乃急症也。治法内服中九丸解毒，外用青黛敷于患处，以止其痛，看其所敷之物干了又换；至红肿消退而不作热时，再以麻凉膏敷之（加五倍子末一两于膏内），如恐其干燥，可滴入少许清油以调剂之，水干即愈。

紫 癜 风

此疮或生于手，或生于胸，色紫而奇痒。治法以铜绿煅过五分，巴豆霜五分，枯矾二钱，白蜡一钱，共为细末，以核桃油捣烂和匀，作一大丸，以纸一张裹之，火上烘热，搽涂患处，以久搽为妙，至不奇痒及肉不乌时，即告痊愈。

瘿 瘤

此症有痰、气、酒、风、血等五种之分，痰瘤穿溃后如猪脑髓；气瘤浮泡不坚；血瘤红线缠满；酒瘤吃酒时则厚坚不软，不吃酒时则软而不坚；风瘤其硬如石，受风湿则奇痒难堪。只有痰瘤可治，其余四瘤皆为不治之症。不可乱动刀针，否则翻弦不收，其症危矣。治法宜以顺气行痰为主，药方如下：

桔梗　茯苓　陈皮　半夏　黄芩　栀子　防风　麦冬
白芷　赤芍　昆布　海藻　海带各五钱　木香一钱　甘草一钱

上水煎服，并服中九丸、金蚣丸。若已穿头者，用化肉膏贴之，至肉黑后，取出腐肉，以药线日搽三次，约六七日落尽腐肉，以加味天然散生肌、平口。

棉　子　疮

　　此症多因早年患杨梅毒时，服食轻粉、汞剂过多，欲求速效，致后日发生此种粉霜毒气，遍身关节疼痛，骨里潮热，气逆则痰不行，遂结成豆子大小之粒，渐渐长大，皮肤不红，肉内作痛，延至日久，医者多以行痰顺气之剂治之，屡治不效，后遂溃而出水，与棉絮相似，此刻其痛更甚，初不知其为误服轻粉，毒入骨髓之所致也。治法内服中九丸兼金蚣丸，再加托里排脓之剂，成脓者可治，不成脓者难治。成脓后，用解毒膏贴之，插药线三次，俟脓干，取出絮团后，以熏洗汤洗净，再掺加味天然散收功。

　　按：梅毒为普遍之传染病，几乎十疮九毒，在中九丸流行之际，正是六〇六、九一四等尚未发明之时，故以上各症并以服中九丸为主，唯须注意者，急性之大痛赤肿，则宜切忌，不可滥用，以砒性热烈也。

天　泡　疮

　　此症肉皮赤肿，发泡痛甚，破皮后则排泄清水，痛如针刺，乃热极也。治法宜内服中九丸、金蚣丸，兼用清热解肌汤及黄连解毒汤，服至三剂后，再加大黄以消利三五次，除去邪热，外搽太岁墨止痛，候水分干尽时，掺天然散、贴解毒膏平口，切忌发物。

　　清热解肌汤

黄芩八钱　黄连八钱　枳壳　栀子　连翘　荆芥　防风
花粉　陈皮　厚朴　猪苓　泽泻　木通　黄柏各五分
甘草二钱　灯芯为引

上水煎，连服三剂。

又单方：

大黄一两，五倍子五钱，共研细末，用鸡蛋清调搽患处。

小儿赤游丹毒

此症因胎中受热，致生此疮，或生两膝眼上，或生肾囊上不定，皮肤赤肿，破皮后则出血痛甚，水流至何处，即烂至何处，治方如下：

铅粉三钱火煅黄色　乳香　没药　血竭　黄柏各二两
轻粉三钱　冰片一分　白蜡二钱

上共为细末，清油调搽，切忌发物。

又方：

黄柏三钱，猪胆一枚，将胆汁搽于黄柏上炙干，又搽又炙，数次之后，取黄柏为末调搽之。

小儿肾囊风

此症多因湿热窜入膀胱而成，治方如下：

蒲黄一两　胡黄连一两　苍术一两

上共末，以葱白一握捣烂，入药在内，调敷患处。

又方：

以千年石灰调好醋搽之，亦效。

痔　漏　门

凡人九窍之中，有小肉突出者，皆谓之痔，故有耳痔、鼻痔、牙痔等名，固不仅肛门一处为然也。肛门痔之种类极多，名状亦颇不一，故有区分为二十四痔者。未破者曰痔，已破而成管者曰漏（瘘），大别之则不外下列数种：

凡肛门边生数疮，肿而突出，穿破后，脓出即散者曰"牝痔"。

凡肛门边突出肉球，形同鼠奶，而时流脓血者曰"牡痔"。

凡肠口颗颗发痛，且痛且痒，血出淋漓者曰"脉痔"。

凡肛门内结核有血，或发寒热，每遇大便即脱肛者曰"肠痔"。

凡饮酒后，即肿痛流血者曰"酒痔"（色痔相同）。

凡每值大便时即血流不止者曰"血痔"。

凡肛门肿痛，遇怒即发，怒息即安者曰"气痔"。

痔疮种类颇多，大致不出以上数种范围之外，其他种种。特其变态耳。但种别虽多，而治法则无大差异。内服中九丸以消脏腑之毒热，有时可兼服槐角丸，外用化肉膏贴于核上，俟肉黑后，刮去黑肉一层，又以化肉膏贴之，如是数次，其核自然腐尽，洗以熏洗汤，掺以加味天然散收功。

漏症治法：内服中九丸以消脏腑之热，并兼服槐角丸，以匡其不逮，外以三丫草插入孔内，以探测其深浅或曲折，然后将药线插入三次，外贴解毒膏，约六七日后茧落，以加味天然散生肌、平口。兹并将各种不同之痔疮疗法分记如后：

槐角丸

经霜槐角五钱　**黄连**一两　**白芷梢**　**防风**　**赤芍**　**枳壳**
生地各一两　**黄芩**　**秦艽**　**黄柏**各二两　**九制大黄**四两

上共为细末，米糊为丸，如绿豆大，空心白汤下。如大便有血者，可用侧柏叶二两，陈棕灰一两，百草霜五钱，为丸服之。

药线制法

硇砂一两　**红砒**一两　**野芋头**三两　**南星**五两　**威灵仙**五两

上先将砒、砂另研，次将余药入锅煎水，然后投入砒、砂，以过江蜘蛛丝一股，丝线一股，共成一线，入药水中，煮一炷香久，取出晒干，收贮备用。用时以三丫草带药线插入孔中，随即穿入肛门内，引出三丫草，药线即随之带出肛门，如法三次缠缚，系铜钱一枚于线端，每日解开收紧一次（名为催线），其漏孔遂逐渐裂开，得见里面血肉，随掺天然散，如此天天照样紧之，约七日后即可挂穿，铜钱亦即落下，当用熏洗汤洗净污浊，贴解毒膏生肌、平口收功。

按： 上述之三丫草见前"十六问"条，此种挂线法是医学未进步时之简单工具，今之痔医早已改用银丝、银环矣，故上述方法只可保留为医学史上之参考资料耳。

（一）羊奶痔

此痔内硬，头小根大，时作痒痛。治法内服中九丸，外用化肉膏贴之，视肉黑后，刮去一层，又贴又刮，不拘次数，必须烂一浅坑，痔根方算去尽，不致复生，此刻即用熏洗汤洗之，外贴解毒膏生肌、平口。

（二）樱桃痔

此痔头大根小。治法以药线拴三四日，其核即自行脱落，落后以熏洗汤洗净，掺加味天然散以生肌、平口，内服中九丸以去热毒，免生变症。

（三）鸡冠痔

此痔形似鸡冠，硬而赤肿作痛，搔破后则出血流水，殆

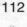

因受风热而成。治方如下：

铜绿五钱　　**乳香**　　**没药**　　**威灵仙**　　**寒水石**煅各五钱

炉甘石一钱　　**胆矾**三钱　　**海螵蛸**五钱（一方有冰片，无螵蛸）

上为细末，以猪胆汁调匀搽之，内服中九丸，外洗熏洗汤，加马齿苋一大握合煎，熏洗之自消。

（四）莲花痔

此痔状如莲花，层层叠起，又似鸡冠，有细孔，痒痛而出脓水。治法照鸡冠痔，久熏久洗，贴解毒膏，掺天然散收功；有时痔不软化，必用化肉膏逐层蚀去，贴解毒膏，掺天然散，方可平复。

（五）鹅管痔

此痔亦如通肠漏，在未出气之前，先肿痛出脓，内有一硬管，时出脓水，以温水洗净，用手慢慢托进，实为不治之症，百中难痊一二。治法内服中九丸，兼服槐角丸加升麻五钱，外以马齿苋入熏洗汤中，久熏久洗，间有痊者。

（六）脱肛痔

此痔因受风寒湿热，致气虚下降不能上升而成，故治法以升提为主。方如下：

当归一钱　　**白芷梢**八分　　**赤芍**七分　　**防风**五分　　**川芎**五钱

黄连一钱　　**黄芩**七分　　**木香**一钱另研　　**陈皮**　　**枳壳**　　**青皮**

茯苓各七分　　**生地**八分　　**升麻**一钱　　**皂子**七粒　　**甘草**一钱

上水煎服，兼服中九丸。外用熏洗汤加五倍子一两，明矾一两，合煎熏洗，至痔体软化时，再以生血养体之剂培养之，并时时以油润肛门，再贴蓖麻子饼，自上。

又一单方，用上醋一盏，于罐内熬滚时，将烧红火砖淬入，乘热熏洗之。

（七）曲尺痔

此痔生于肛门侧边约一寸处，如疽如疖，穿头后，时出脓水不干，延至数日后，患部即肿起化脓，再数月后，又有一枚肿起成脓，脓水不干，延至穿溃三四孔后，内中即结成茧。治法内服中九丸兼槐角丸，外用药线插入，约三日间落茧，以三丫草通开探测之，使其回转相通共成一处，用熏洗汤洗净，掺加味天然散收功。

（八）蝴蝶痔

此痔与鸡冠痔极相似，搔痒出水。治法亦与鸡冠痔同。

（九）盘肠痔

此痔因气血虚损，湿热掺入大肠所致，发时大肠即坠出约二三寸许，其痔核约如棉子大，肿痛非常，渐渐阴囊俱肿，成脓溃头，辛劳即发，常常脓水不干，饮食少进。治法照前内服托里排脓之剂，外敷麻凉膏以镇其痛，兼服中九、金蚣二丸，七日后视漏孔出脓时，即插干脓小药线，三日后如脓尚不止，复以小药线插之，至七日后茧必脱落。如此时小便不往龟头出而往漏孔出者，可以黄蜡做成一饼，放入孔内，再以加味天然散塞住漏孔，外贴解毒膏，以少饮茶水为佳，则小便自少，如此补塞数次，不过半月，每可收功。

（十）锁肛痔

此痔生于肛门弦内，有痔核数枚锁住肛门弦上，大便时即掉出，起身时又缩进，或辛劳及酒色过度时，即作肿作痛。治法待其掉出时，洗净搽药，另以药线系于痔根，贴以化肉膏，两面夹攻，其核必落，俟核脱后，熏洗以生肌、平口。

（十一）雌雄漏

此漏生于肛门外，隔一寸穿一孔，左右相对，一点不差，有时左孔流水而右孔闭，有时右孔流水而左孔闭，若受辛劳则漏孔出脓。治法当外用插入药线，熏洗落茧，内服中九丸、金蚣丸、槐角丸，再贴解毒膏收功。

（十二）瓜蒂漏（亦名瓜藤漏）

此症先成一漏，历数年后即延至胯上，或三五，或六七不等，初则一孔疼痛出脓，继则牵连孔口出脓，故又名瓜藤漏，漏孔有一硬痕，如牵藤样。治法须先从开始一孔治起，依次用线取茧，茧尽后，以熏洗汤洗之，再以加味天然散收功，内服中九丸兼槐角丸。

（十三）牛鼻漏

此漏与曲尺相似，形状如牛之鼻孔，故有是名。治法与曲尺痔同。

（十四）杨梅漏

此症生于肛门周围，时出腥水，不甚疼痛。治法内服中九丸，外贴千捶纸，其腥水自止。

（十五）龟尾漏

此症生于龟尾穴骨上下，下身一段及背脊骨上，皆红肿作痛，潮热身重，或三四日，或六七日，依旧漏孔出脓甚多。治疗时于龟尾上红肿处以手按之，必外实内虚，有脓应指，以化肉膏贴之，至肉黑时，以针拨开，则脓随针出，排出脓后，于孔内插药线三次，促其干脓，内服中九、三香两丸即瘥。

干脓小药线制法：

用带圆之五倍子一枚，在一端开一孔，以明矾五钱，白砒一钱为末，填入肚内，以纸包数层，润湿之后，埋入炭灰火中煨之，俟其干时，取出倍子，用火再焙焦为末，米面糊条，晒干备用。

附录：十三方临证治验

这里面的方子，有的是由良师传授得来，有的是由友朋交换得来，有的是由书上得来而经我使用证实有效的，也有些是曾花过大的代价购来的。今特选出一部分在此处公开介绍，唯未分门类，不免拉杂，读者谅之！

化 虫 散

臭牡丹①末一味，用时或干掺，或用蜂蜜调成滋膏，敷贴均可，功能蚀去烂如棉絮不脱之腐肉，屡试有验，不可轻视。

瘰 疬 丸

瘰疬不论已溃未溃，以臭牡丹全株，研末成丸，日服三次，每次二钱，用夏枯草煎汤送服，约四五日略可见效，轻者一月，重者三月，即可痊愈。如已溃者，可用十全生肌散掺之。

瘰 疬 酒

以臭牡丹浸烧酒服之，须连续饮用。未溃者，约一月时间，即可痊愈；如已溃者，可用十全生肌散干掺，或调成滋膏敷之，均可。

① 臭牡丹：见"补编"。

十全生肌散

以臭牡丹叶（又名矮桐子）晒干碾末，再入臼中，研成极细末即成，用时以之撒布疮疡，勿论阴证阳证，及久不收口，脓水淋漓，瘘管骨痒等症，皆可应手取效，并可以皮纸捻润湿，蘸药插入管内，提脓生肌。此物至便至贱，随处可得，疗效胜过一切名贵丹药，撒在疮上妙在毫无痛苦，诚圣药也。

十全生肌散既可单用，又可与"如意金黄散"配合使用。同道老友温益之，于1951年时参加土改工作后，又参加医疗队工作，在积雪满山的山中往来达半年之久，因其年老体弱，抗力不够，得一病，脑中经常作响，声音杂出不一，且致失眠，经西医用溴剂治疗，初稍见效，后竟无效。未几耳后高骨处发一肿疡，痛甚，不但影响睡眠，且更妨碍饮食，以铅糖热敷，热时尚觉舒适，冷后则更加疼痛，于无可如何时，来我处问方，遂以十全生肌散与如意金黄散各半配合，用蜂蜜调成滋膏敷之，当晚即能熟睡，继续四次，即肿消而愈，脑响亦逐渐消失。

1934年夏间，小女韵荷，年一岁，患甲状腺肿，时余远出未归，经西医开刀后，时流清水，久不收口，通夜啼哭不眠，值余归来，始改用臭牡丹滋膏敷之，亦当晚不啼，约敷七八次，遂告痊愈。妙在敷此膏后甚觉舒适，毫不啼哭，证实确有镇痛作用。

如意金黄散（按：段君尧说，以臭牡丹二两熬水吃，治筋骨痛非常有效）

"如意金黄散"为中医外科上的一个重要成方，功能清热、解毒，消肿、定痛，举凡痈疽发背，诸般疔肿，跌扑损伤，湿痰流注，大头时肿，漆疮火丹，风热天泡，肌肤赤肿，干湿脚气，妇女乳痈，小儿丹毒，及一切顽恶外症，皆泛用之，无不见效，与生肌玉红膏为姊妹方，乃外科医师药囊中不可或少的有效良方。编者经常与十全生肌散各半配合使用，均可得到理想收获；又同清凉膏（以新石灰水同麻油混合，如打蛋膏样，拌成糊状流质，即为清凉膏，为汤火伤之有效方）调成滋膏，可敷一切属阳的外科疮疡，极有疗效，他如脓疮、秃疮等症，尤有特殊作用。本方虽然在很多外科方书上均有记载，但恐部分医工忽视此种有效良方，故特将处方录入，以省临时翻寻考查之烦：

南星二斤　　**陈皮**二斤　　**苍术**二斤　　**黄柏**五斤　　**姜黄**五斤

厚朴二斤　　**大黄**五斤　　**白芷**二斤　　**天花粉**十斤　　**甘草**二斤

以上各药，均先截成薄片，晒干，分别研成细末，然后秤准分量，合和后再研极细，收贮备用，不可泄气，用法如下：

（1）凡遇红肿、赤痛、发热，未成脓者，及夏月天气炎热时，俱用茶清同蜂蜜调敷；如欲作脓者，则用葱汤同蜂蜜调敷。

（2）如漫肿无头，皮色不变，湿痰流毒，附骨痈疽，鹤膝风等症，俱用葱酒煎热调敷。

（3）如遇微热微肿，及大疮已成，欲作脓者，俱用葱酒同蜜调敷。

（4）如风热所及，皮肤赤红亢热，颜色光亮，游走不定者，俱用蜜水调敷。

（5）如天泡、火丹，赤游丹毒，黄水漆疮，恶血攻注等症，俱用大蓝根叶①捣汁调敷，加蜜尤妙。

① 大蓝根叶：即板蓝根叶。

（6）如汤泼火伤，皮肤破烂者，用麻油调敷，若同清凉膏合用尤佳。

以上各种用法，尚未臻全面，须在临症时洞窥病势，察其寒热温凉，相机使用，固不必拘定一方一法也。编者经常同臭牡丹末各半配合使用，确能无往不适。

芙蓉散（治一切痈疽疗疖等症）

秋芙蓉叶晒干为末，用时以蜂蜜调成滋膏，涂于疮之周围，留出疮头不涂，干了又换，一面取汁兑入酒中，随量饮之，初起者即消，已成者易溃，已溃者易敛，或加入赤小豆末二钱，疗效更速。倘无蜜，则干后粘紧皮肤，极不易揭，亦可用生芙蓉花叶捣绒敷贴，如不用叶，改用花及根皮，亦可收得同样效果。此物及臭牡丹皆为至贱草药，随处可得，且效力超过高贵药品，为了减轻病者负担，值得推广介绍。

白芙蓉花阴干研末，入鸡肝内扎合，饭上蒸熟食之，可治小儿痞块肚大，肌瘦面黄，数次即愈，甚有效。

芙蓉根截碎，煎酒尽量饮之，可愈乳痈，亦已验过。

虫　积　方

苦楝树根皮取向东未出土者去皮及骨二两　　**使君子仁**二两
生姜三两

上以水五碗，煎至三碗时去渣，再熬至二碗时，加白蜜四两，又熬至一碗时，露一宿，次晨隔水炖热，空心服之，一日服完（传方人说，要在月初时服方有效，但我不拘月初，亦照常有效），服后不吐不泻，虫即从大便成团而出，少则一服，多则三服，可以除根。一切虫积皆治，唯蛔虫最有效，

解生灵病病于倒悬

最可靠，若是幼儿，则可酌减分量。

祛 虫 散

专治大人、小儿平素爱食瓜果、生冷等物，以致感染蛔虫，面黄肌瘦，肚痛，发作时痛楚叫号，食下即吐，或呕涎沫，甚则晕厥，凡食甜物，其病即发等，极有效验。此等虫症病人，唇内当有白点，翻唇视之即可看出，是其特征。过去编者曾将此方制为一种成药，名"胖儿丹"，颇得广大群众信仰，今特介绍其方如次：

石榴根皮须向东方未出土者采得时刮去外黄皮二两　　**二丑**各取头末一两
槟榔二两　　**鹤虱**一两　　**雷丸**二两不见火　　**使君子仁**捣碎五十粒
榧子二两

上共研细末，重箩筛过，贮存备用，用时每用五钱，于五更时，酌用白糖开水调服，至中午或黄昏时，其虫即从大便而出，隔五天再照服一次。服两次后，最好检验大便一次，看有无虫卵，如尚有虫卵存在，可再服一二次，必可完全断根。此方勿论蛔虫、钩虫、寸白（绦虫）等肠寄生虫，皆有特效，不可轻视。服此药后，如能再服五味异功散数剂更妙，因其可以健全胃肠也。

蟾酥捻子 （取核极妙）

白丁香十五粒　　**蟾酥**黄豆大一块　　**寒水石**黄豆大一块
巴豆肉十粒　　**寒食面**黄豆大一块

上共研细末，炼蜜成捻，每用时，外以膏药盖之，连插三日后，只用膏药不用捻子，数日后顽根自落，甚效。

太 乙 神 灸

（一切滞症皆可用之，较太乙神针力大）

僵蚕　全虫　薄荷　蟾酥各一钱五分　**雄黄　荆芥　川乌**

草乌　防风各二钱　**灵仙**三钱　**麝香**一钱　**牙硝**五钱

辰砂一两　**白芷**二钱　**潮脑**①四钱　**粉草**一钱

共二两七钱五分

上共研细末，然后以硫黄五倍入锅熔化，倾于石上，凝块即成。用时每以米粒大一块，置应灸穴上点燃灸之，效果较用纸裹药之太乙神针为好。（按：治病穴位可参用太乙神针说明。）

诸疮肿痛难忍方

（对正在红肿的进行性炎症有效）

黄连　大黄　寒水石　豆腐

上将前三味研末，同豆腐捣融，敷于患上，止痛有效。

疮不收口熏条

朱砂三钱　**雄黄**三分　**银朱**三钱　**大枫子**三枚　**木鳖子**三钱

先将大枫子、木鳖二物捣碎，乃入前三味拌匀，以纸铺卷成筒，约长二寸许即成。用时先将疮痂抓破，然后点燃熏之，后五六日间再熏一次，疮即收口痊愈。

_____

①　潮脑：即樟脑。

解生灵病痛于倒悬

黄 水 疮 方

蕲①艾一两烧灰，研末备用。用时掺于疮上，至愈为止；如痒者，可加入枯明矾五两。编者常将此方同天然散配伍用之，甚妙。

梅毒一炷香

银朱三分半　**铅粉**三分半　**杠炭末**七分半

上共研细末，用米汤调和，做成约寸长如线香状条子，晒干备用。用时先服防风通圣散一二剂，然后将药锭置碗中燃烧，以漏斗覆于碗内药条上（如无漏斗，可用厚纸做一喇叭形的纸罩罩之亦可），使患者以鼻嗅漏斗管中冲出之烟（患者须先含清水满口，然后嗅烟，方不致引起口腔炎，又须预备空盆一只，贮清水多量），嗅至自觉呼吸不能转换时，即将口中所含之水吐于空盆中，另换清水，再嗅再换，嗅至药条燃完，无烟为止。所吐之水，须倾于厕所，以灭其毒，但须注意，千万不可咽下，否则烂喉，慎之慎之。此药勿论何等凶险梅毒，虽重至三期者，亦能治愈，神效无比。如病重者，嗅药三日后，毒必大发，不必恐怖，过二三日后，即自然结痂脱壳而愈，如病轻者，当日即可疮干结痂，神验绝伦。如不做成香条，而将前药用黄表纸裹成捻纸形，燃置鼻端嗅之，亦收同一效果。

---

① 蕲：音 qí，地名，指湖北"蕲春"。

又一熏法

水银二钱　　黑铅二钱　　黄丹二钱　　烰①炭四钱

先将黑铅于铁勺中熔化，再下水银搅拌成砂，然后倾出，贮于瓷盆内，用炽炭燃烧，张口喝烟，口中流出涎水，毒随涎出，数次即愈。

神仙一袋烟（治杨结毒如神）

猩红一钱　　百草霜四钱　　铅粉一钱

上研匀，混入丝烟内，或卷入卷烟中，如吸烟法吸之，亦口流涎水而愈。

梅 毒 擦 药
（专治杨梅毒疮，不问新旧皆效，旬日见效）

胆矾末　　明矾末　　水银各三钱五分

上入香油少许于药末之中，研匀至不见水银星珠时为度。用时命患者坐于无风处，取药少许，涂于两足心中，以两手心对准脚心擦摩良久，再涂药少许，仍照前再擦，擦后即盖被睡卧，连擦三日，以通圣散煎水沐浴一次，更服内疏黄连汤或败毒散。愈后再服萆薢汤，有热者加芩、连，气虚者加参、芪，血虚者加四物。如患病已久者，可用土茯苓一味，每服二两，用水三盅，煎至一盅时，去渣，乘温徐徐服之，可多服若干次。唯服此药当忌饮茶，否则恐有落发之嫌。

---

① 烰：音 fú。

解生灵病疴于倒悬

又擦药法

水银一两　**明矾**一两　**杏仁**二两　**大黄**二两　**胆矾**三钱

共研细末，以香油拌匀，擦手脚心及前后心，每日擦三次，擦药期间，不可见风，至一周间，口中热气出，或喉咙痛者，可服后药二剂，即可除根：

防风　荆芥　牛蒡子　玄参　连翘　生地　黄芩

黄连　大黄各三钱　**白鲜皮**一钱　**土茯苓**四两

上以水六碗，煎至三碗时服之。

景岳水银膏

（擦杨梅疮毒，溃烂危恶，多年不愈者）

黄柏一钱　**黄连**一钱　**大黄**五分三味另研　**雄黄　胆矾**

青黛　儿茶　铜青各三分　**轻粉　枯矾**各四分

大枫子去油取净霜五分黑者勿用　**珍珠**一分半生用

人言①人壮者七厘弱者半分中者六厘

上十四味为极细末，分作三份，每份约一钱八分。

番打马②另为末，若毒重人壮能食者，每份中配入五分，如人弱不起者，每份中只用三分，中等者四分，入前药研匀。人健者，水银每份中可用一两或八九钱，中等者五六钱；卧床不起而极弱者，只可配用三钱，不可再多。用时先将番打马及水银二物同前药各一份俱入盏内，再入麻油少许，用手指研开，务使汞、药充分混合，再渐次增油久研，以不见汞

----

①　人言：即砒石。

②　番打马：详见清·赵学敏（恕轩）《本草纲目拾遗》卷九·器用部"形长尺许，内藏油膏，外裹棕皮，可代火把，又可鞭马，番舶上来，哈喇叭出……"

星为度，约如稀烂糊状，即为合宜。

擦法：用此药涂擦手足四腕动脉处，每药一份可分擦三日，每日早晚各擦一次，每次以六七百数为率，擦药之后，用布包之。擦药之时，凡周身之略破伤处，俱用无麝膏药贴之，膏须厚摊，每二日一换，换时不可经风，须常避于帐幔中，冬月须用厚被暖炕，他时亦须常暖，南方则多用被褥盖垫。擦至七日，毒必从齿缝中透出，口吐臭涎，若口腔破烂出血者，但用甘草、蜂房煎汤，候冷漱解，不可咽下，轻者只以花椒汤漱之亦可。擦处必然皮破，不可畏痛而少擦，致减疗效，在擦药期中必须忌盐，如能多忌时日更好（因盐与水银可以变成"氯化高汞"，成为毒质，此乃古人用药暗合科学之处），并忌鱼腥、生冷、发风、动气等物一月，尤忌房事。此法对于麻风亦可试用。自擦药日起，每日可兼服二十四味败毒散以协助之。方如下：

当归　川芎　生地　熟地　芍药　牛膝　防风　荆芥
白芷　防己　麦冬　桔梗　羌活　独活　连翘　苡仁
木通　陈皮　黄柏　黄连　知母　栀子　粉草①
白鲜皮

上每帖加土茯苓干者四两，鲜者半斤，用水六碗，煎至二碗时，分成三次，每日早、中、晚各服一碗。此方之黄连、黄柏、知母、栀子四味，可随其人之阴阳寒热而酌用之，灵活运用，不可拘泥。

又擦药方（治杨梅大疮及溃烂恶疮，年久不愈者）

黄柏二钱　黄连二钱　大黄五钱　大枫子五钱去油　儿茶三分
铜青二钱　扫粉②一两炒　枯矾四分　胆矾三钱　珍珠分半

---

① 粉草：即甘草。
② 扫粉：行内又称扫盆。

外科十三方考

解生灵病瘤于倒悬

人言_{一钱}　水银_{二钱}　雄黄_{三钱}　青黛_{二钱}　冰片_{一钱}

上共研末，以麻油调擦手足弯动脉处，每日早晚各擦一次，约五六百数为佳，擦至七日，毒从口齿缝中出，去尽臭涎即愈。再服后方：

当归　土茯苓　生地　熟地　忍冬　黄柏　防风　木通

防己　知母　大连　独活　连翘　陈皮　羌活　川芎

桔梗　牛膝　荆芥　粉草　白鲜皮_{各三钱}

上水煎，每日三次温服，忌鸡羊肉。

又药油擦法_{（治梅毒及一切花柳等症）}济生验方

藿梗_{一钱}　黄芩_{七分}　大茴_{四分}　儿茶_{六分}　沉香_{八分}

小茴_{五分}　乳香_{五分}　没药_{五分}　丁香_{七分}　红花_{五分}

苦参_{六分}　黄柏_{钱五}　川黄连_{二钱}　木香_{二钱五分}

扁豆_{八分}　文蛤_{八分}　生黄芪_{一钱}　梅片_{三分}　水银_{七分}

苍术_{二钱}　枯矾_{五分}　雄黄_{七分}　零陵香_{五分}

上共研细末，用青布包好，外以麻油六两贮砂锅中，将药投入，微火慢炖，待油至二两许时，以瓷罐收贮备用。用时每次取药二钱，加麝香二分，水银二分，和油擦手脚心十二次及凹处，每日一次，至第三日，牙必浮动，再用生甘草、石膏水漱口，口中流出毒涎，如毒未尽，当再漱之，务以流尽毒涎为度，再兼服防风通圣散。

按： 以擦药治疗梅毒，西人亦采用之，彼以水银软膏擦涂身体各动脉处，以七日为一疗程，正与我法吻合，唯此种涂擦疗法皆不能避免口腔发炎，是其缺点，但效果极佳，是其小疵大纯处。编者对于梅毒疗法，除熏法、擦法外，并兼用《赤水玄珠》的神应散（见后）作内服剂，里应外合，确有左右逢源之妙。

126

传丹道医家之秘方

附：水银软膏擦法

此法的理由是大部分水银在皮脂腺开口处变为脂肪酸水银，然后吸收其一部分，因蒸发而由肺吸入之，故奏效确实，中毒稀少。

方法：涂擦之时间，概在夜间临卧前，每次约涂三十分钟以上，继续约二十日至二十四日。涂擦之法，须依一定程序：第一日左脚，第二日右脚，第三日左膊，第四日右膊，第五日左胸腹，第六日右胸腹，第七日停药沐浴，翌日再照上述程序，反复行之。

按：以上的几个擦法，都经编者做过临床试验，均有同样效果。读者如欲使用，可择任何一方用之。此种涂擦疗法，除梅毒外，并可兼治若干顽固外症，亦经编者试验有效。

神　应　散

肥皂角核烧存性五钱另研此味万不可少　　**荆芥穗**　**北防风**

何首乌　**天花粉**　**嫩苦参**各一两　　**白当归**　**白鲜皮**各三钱

金银花五钱　**薄荷叶**五钱　**白蒺藜**三钱　**净连翘**三钱

粉甘草二钱

共为细末，每日用新鲜白土茯苓八两，雄猪肉一斤（精肉宜多），水数大碗，再入前药末五分，肥皂核末子一分，煮烂，滤去渣，其肉听食，其汤则代茶饮，不过十日，即可痊愈。如善肉食者，可作大量予之，善后用阴八味或二妙地黄汤收功，且保永无后患。如兼有筋骨疼痛者，可酌加威灵仙、木瓜、苡仁、苍术等同为末。此方对于杨梅毒疮，经编者使用，确有显著功效，不可忽视。

解生灵病病于倒悬

红 桃 丹

（治马刀瘰疬，未穿者一点即散，甚效）

　　新出窑矿子石灰二两，放新瓦上煅红，以碱水淬四五次，研细，加银朱二钱，一同入碱水调匀，泡糯米若干粒在内，至米胀大如水晶色时，取米点病上，日二三次，至愈为止。

　　又方

　　新出窑矿子石灰四两，猫骨一具，煅存性，白碱半酒杯，银朱三钱，共研细末，用冷水一碗，将药末投入搅匀，俟静置澄清时，再放糯米若干粒于药上，泡一宵，俟米胀如水晶色时，挑米点于患处，多点数次，其核自散。

　　以上二方是从《一壶天》书中得来，经编者做过十数次临床试验，两个方子的作用不相上下，对于内部未化脓的瘰疬，有十分之五的疗效，如发炎期过，内部已酿脓时则无效。此二方与广东梁柘轩氏的点病法同出一辙，梁氏的点病方法极为周到，故在使用此方时可借用该方用法，更臻美善。新鲜石灰为苛性石灰，白碱为碳酸钠，此二物相作用后，即成苛性钠，亦即"氢氧化钠"，腐蚀性极大，故点用时当极端注意，不可伤及好肉。（类似渴龙奔江丹，只是少了食盐一味。）

钓 羊 丹

（专取病核，退管生肌）

　　水银　**火硝**　**明矾**各三钱　**皂矾**五分　**硇砂**一钱　**金顶砒**一钱

128

　　上共研极细，入罐结胎封固，升三炷香时，冷定取出丹药，炼蜜为丸，如绿豆大备用。用时取一丸置病核上，不拘何种膏药贴之，冷天七日一换，暑天三日一换，病核即从放丸处脱出，破烂者加入蟾酥少许，即可减轻疼痛，并可钓出绵管。如连生四五枚者，不必一一俱贴，只贴最大一枚，众核即从此出，核出尽后，再用七仙丹、生肌散收功。

七 仙 丹

（专去腐肉，配生肌散用）

水银　火硝　食盐　皂矾各一两　**鹅管石　朱砂**各三钱

上共研细末，如前法入罐封固，升三炷香时，冷定取用。

生 肌 散

此散功能生肌退管，配灵药用，每一两中配七仙丹一钱五分和匀，每用些许，掺于疮口，盖以膏药（可改纱布、胶布，以免换药时扯拔疼痛，多受痛苦），渐自生肌。

朱砂　乳香　没药　轻粉　赤石脂　龙骨　白蜡

海螵蛸　川贝　自然铜煅

上各等分研末，收贮备用。遇溃烂者，先用米泔水洗净，然后将此散轻轻拂上，膏药掩之。如久患成漏者，可用膏药捻成条子，蘸此药末插入漏孔，即可退管生肌；如毒重不效者，须用前钓羊丹钓去核块，再用此散收功。

已故友人郑师韩为瘰疬痔瘘专家，为人治疗，十有九痊，方法极秘，虽至亲好友，不肯宣泄半句。1927年时，彼因羡我之中九丸，故自动要求同我交换秘方，方知彼之持以骄人者乃钓羊、七仙、生肌三方也。经我临床试用，确有相当疗效，唯脱核过程中病者感觉疼痛难受，是其美中不足处，后来查出此三方皆自师成子《灵药秘方》中得来。据彼云，此方是由陕西瘰病专家吴某处传授得来；查《灵药秘方》中亦云，此方是由陕西杨某所授，如此则此方当已流行于陕地，而吴、杨二氏皆为此方之继承者，唯不知谁先谁后耳。

又由至友陈举贤君授我一瘰病出核方，其作用则鹁类钓痨丹①，经我使用，也有相当功效，并将此方转授至戚邵正伟，邵竟以此发家，今介绍其方如下：

银朱_{水飞晒干一钱}　　**蓖麻仁**_{二钱}　　**轻粉**_{五分}　　**铜绿**_{一钱}

黄丹_{水飞晒干一钱}　　**嫩松香**_{五钱}

上共捣如泥备用。如瘰病未溃者，则贴在最大之病上或初起之病上，贴后则痒而微疼，至第三日可揭去另换，用数次后，皮自微破，可用瘦猪肉汤洗之，照样再贴，此后则每二日一洗一换贴之，其核即粘于膏上带出（根浅者易出，根深者稍缓），出后仍用肉汤洗之。其余未破病子接连而远者，可用此膏贴于已破出之病子原口上，照前法处理之，各核仍可一一从此口而出；若相隔甚远或被筋膜限住者，则在未破处贴之，俟各病拔尽时，以生肌收口之药收功。此膏初贴时，每有作痛烦躁现象，但属无妨，唯忌发物及勿受风寒为要。（按：实为不同处方的千捶膏。）

临床的臌胀验方

1950 年 5 月，原重庆中央医院（现改人民医院）住院病人周开源，年 45 岁，江西人，患肝硬化、脾肿大的腹水肿症，自 3 月 7 日入院，直至 6 月 7 日方始出院。初由该院西医治疗，并未见效，后来方由原西南卫生部鲁之俊副部长主张，另请中医助治，当即邀请名中医张锡君、宦世安、补晓

---

① 钓痨丹："痨"疑为"羊"，见前钓羊丹。

岚三人助诊，补氏门人唐世承附之，并由马廉青中医师主方，马亦补氏门人，家传臌胀奇方，屡收奇效，药费乃由锡君等四人担任，制药治疗，结果以三料半药告愈出院。病历甚长，未及抄录，特将四次处方照录如次：

5月1日第一次方（以消除水肿为目的）

蒙肉桂　沉香　槟榔　砂仁　广香　老蔻仁

车前仁各一两二钱

上共研细末，分为十小包，每日空腹时用酒酿与水各半，送服一小包（每小包重九克），服药期中忌油、忌酒及一切生冷刺激性物，并忌盐百日。

5月15日第二次方（以消水化坚为目的）

蒙肉桂　沉香　槟榔　广香　砂仁　老蔻仁

车前仁　甘遂　二丑各一两二钱

此方药力比上次为猛。

5月25日第三次方（以消除肝硬化为目的）

蒙肉桂　沉香　槟榔　广香　老蔻仁　车前仁

蛤粉　琥珀各六钱　**壁虎尾**五条　**雄土鳖**五钱

6月4日第四次方（仍以消除肝硬化为目的）

蒙肉桂　沉香　槟榔　广香　老蔻仁　砂仁　车前仁各一两二钱　**珍珠粉**一钱　**麝香**五分

病人服完第三次药后，病即失去十之八九，第四次药后，已告痊愈，遂即出院。查马氏主方是由沉香化痰丸脱胎而来，同时由于马氏善为掌握运用，故有如是奇效。

按：臌胀种类甚多，举凡肝脏硬化，脾脏种大，心力衰竭、肾脏炎、结核性腹膜炎、肠内寄生虫病等等，皆有腹部胀大现象。在中医方面，治疗方法一般皆注重行湿利水，故甘遂一物最适条件，现将有关甘遂治疗臌胀的古人验方附在下面，以作临床上的参考资料。

131

《奇方纂要》的消水神丹

甘遂三钱　　**丑牛**三钱

共为细末，冲水服之。

适应症：按之如泥者为水肿；随按随起而有弹力者为气肿。此方对于按之如泥的水肿症有效。

《卫生鸿宝》的独遂丸

甘遂一钱以面裹煨熟去面

上为细末，米糊为丸，如赤豆大，朱砂为衣，每服八、九丸，开水送下。

适应症：腹痛便结，半月不通者，有显效，并治水肿臌胀。

《身验良方》的通关丸

甘遂　　**丑牛**各等分

共末水丸，每服一钱，甜酒送下。

适应症：凡气积、食积、痰积、水积，老人风秘，寒火结胸，肚腹胀满，大便闭结，用硝黄下之不通之症，皆适用之。

《经验秘录》的水肿方

甘遂二钱　　**芫花**二钱　　**黑丑**二钱　　**大黄**二钱

上共末为丸，姜汤送服，人壮者可连服二三次，即愈。

适应症：水肿臌胀。

又外敷方

甘遂为末，用水调涂腹部周围肿胀部分，另煎甘草汤服之，肿即消退。

范汪水肿方 (《外台秘要》)

甘遂熬黑一两　**葶苈子**熬黑一两　**吴萸子**四两

上三味别捣，异下筛，和以蜜丸，如梧子大，服可至五丸。经心录云：服三丸，日三服。

适应症：水肿腹胀。

小品疗水肿方

甘遂三钱　**芫花**熬三分　**麝香**三珠（《肘后方》有人参二分，《千金方》有雄黄一味）

上三味合下筛，酒服半钱匕，老小钱边三钱匕，亦可丸服之，强人如小豆大十丸，老人五丸。

肘后水肿方

甘遂一分，末筛为散，猪肾一枚，分为七脔①，同甘遂粉和匀，微火炙令熟，食之至三四脔，乃可止，当觉腹中鸣转，攻两胁下，小便利去水，即愈。如三四脔不觉，可食七脔令尽。

适应症：水肿臌胀。

———————————

① 脔：音 luán，切成小片的肉。

近人侯锡五水肿方

甘遂炙过为末，每以十五克，分三次服完，一天两次，白开水下。此方为近人侯锡五氏在二十七期的《中级医刊》上介绍的，据云他的爱人患水肿症，经过好多次吃药打针，都未见效，经过大夫诊断，认为是肾脏性水肿，渐至大腹便便，喘不能卧，小便癃闭，饮食少进。后由人介绍服用此药，服后经过三至四小时，即大便下水，小便亦频数，到第二日全身都有皱纹，此后日日渐消，半月后即恢复原状，此后又用此药治疗其他之严重水肿，均有80%的疗效云。

按： 甘遂治水肿的验方甚多，今特录其单纯者数方于上，以见甘遂对水肿臌胀治效的一斑，其他复方概不栏入。唯甘遂属峻下剂，对于体质太弱、抗力不够的患者，当特别注意其服量，不可太多，否则恐有引起虚脱之虞。

五停五积丸

此方向为重庆南岸农村中的一农家所掌握，一家七口，仗此生活。民国初年慈善家冯保之、冯节之昆季见其药之特效，以极大代价购得其方，由彼等主持之普善堂药室虔制施送，当时贫苦人民受惠不浅。普善堂是一慈善机构，附有药室一所，聘有内外医生终年送诊施药，当时渝地名中医廖鹤云、姚宣伯、蒲美五等，均为该堂长期应诊医师。编者亦曾滥竽其间，故得悉此方，今特介绍出来，俾便采用，方分甲、乙二剂：

（一）先服方：使君子肉五枚，巴豆肉二枚半。

上共捣成丸一枚，以此作为一剂，用红糖开水空腹送服。

（二）接服方：老松香八斤，黄连二两，潮脑二两，朱砂水飞二两。

上共为末，以开水调和成丸，如绿豆大，每服五粒，用红糖开水空腹送服。

1921年时冯氏昆季相继死亡之后，普善堂医药局亦随之瓦解。后来冯之戚某，乃将此方制为成药，仍名"五停五积丸"，彼将前一方制成大黑丸一粒，后一方配成小红丸，如绿豆大者，每以五粒作一次服，作为一剂，装于纸匣，笑树堂牌号普遍售卖，亦风行远近。服此药后约一二钟时即泻下，或二三次，或六七次不等，随以酸筋草煎浓水一碗服之，以止其泻，一二日后再以猪蹄一对，炖桐子根、通花根、臭草根、楮子根、打碗子根、百节藕、见肿消等草药，稍入盐服之，忌食糯米、菜油一月，并忌房事四月，病即除根。

适应症：此丸对于远年近日丹停（人面青黄，肚腹胀痛，小便不利短少）、水停（面黄浮肿胀痛）、酒停、食停（心胸胀或干呕）、气停（胸前不利）、妇人瘀血停（面黄青肿，月经不调）、妇女血疱、血块，气裹食积，干病潮热，或经水不通、月奸病，及男女血积、气积、酒积、食积、虫积臌胀等症，均有良效。（按：近年亦有人用于血吸虫病。）

哮喘疗法

哮喘一症最难疗治，西医名为慢性支气管喘息，甚有由幼小发病，缠绵终身者。编者过去对于此病，曾以内服、外擦、吸入三种方法合治，虽不能尽如人意，但较诸单用一方一法者，收效良多，今特分记如次：

（一）加味七粒紫金丹

凡天雨便发，坐卧不得，饮食不进者，乃肺窍久积冷痰，

外科十三方考

一遇阴气触动，病即发作，此丹恰为对症良药，服至七八次时，即吐出顽痰数升，可保不发。

信石末一钱　**枯矾末**一钱　**淡豆豉**一两　**射干**两五

麝香四分　**麻黄**三钱

制法：先将豆豉蒸软，然后同药末捣和成丸，如绿豆大，每服七丸，冷茶送下，小儿酌服一二丸，以服至不喘为度。唯服药后一小时内当忌热食，免致引起恶心呕吐，并可兼治寒痰疯狂等症。

按：砒石治哮，《仙拈集》有"七粒紫金丹"，云治哮如神，方系人言末五钱，猪精肉四两，先将猪肉剁碎，然后加入人言末拌匀，捏成一团，外以黄泥裹好，入炭火中烧之，至烟尽时，取出肉团研末，以米饭捣和为丸，如麻子大，朱砂为衣，每服七丸，俟病正发时，于夜半子时以新汲凉水送下一二服，即除根。

又赵恕轩《串雅编》中有"砒霜顶"方一个，分量制度，则与前方小有不同，方系白信一两，猪精肉三十两，切作骰子大块，将白信研成细末，拌在肉中令匀，以纸筋、黄泥包裹令干，然后入白炭火中，于无人处煅之，俟青烟出尽时取出，剥去泥壳研细，以汤浸蒸饼和丸，如绿豆大，每于食前一小时内，用冷茶送服，大人二十丸，小儿四五丸，量其虚实服之。

又《名医类案》中有治小儿盐哮，声如拽锯方，系用江西淡豆豉一两，白砒一钱，研细，拌入猪精肉四两中，以泥固济，炭火煅出青烟为度，取出，去泥研细，和淡豆豉捣匀为丸，如黍米大，每服二三十丸，滚白水送下，忌大荤、盐酱，一月而愈。

以上三方同出一辙，编者亦曾施用过，对冷哮甚效；对喘症则力微，不及加味哮喘紫金丹为具体。

传丹道医家之秘方

（二）五气朝元紫霞丹（按：此方无水银不合法）

专治一切诸风痰疾，反胃哮嗽，齁喘老痰，瘘管，诸痿痹，虫积阴毒，小儿急慢惊风等症。

南铅　北铅　雌黄　雄黄 各二两　**倭硫黄** 五钱

先将雌、雄、硫三味研细，再入南北二铅熬化，候冷，打成二盏，入前药在内，上覆一盏，入阳城罐内，石膏、盐泥封固，上仰一铁盏，入八方炉中，先文后武火升之，盏内添水勿令干，候线香五炷，其药即升于盏上，候冷，绢埋三日，取出研细，用大红枣蒸熟，去皮核捣如泥，与药等分，和丸如粟米大，大人每服三分，小儿半分，随症加用引药：

冷齁：加桂心、附片、白蔻各一两。

湿齁：加白茯苓、白术各一两。

气齁：加广香、沉香、家苏子各五钱。

水齁：加芫花（姜汁和醋炒黑）三分，甜葶苈子一两，苡仁二两。

痰齁：加法半夏、尖贝母各二两，橘红一两。

食齁：加炒神曲、小枳实各五钱。

火齁：加石膏、生桑皮、马兜铃各五钱。

虫齁：加百部、榧子、槟榔各六钱。

虚齁：加阿胶珠、北五味、沉香各三钱。

盐齁：加苍术、猪苓、甘草各三钱。

以上十种齁症，诊断确实后，随症加减用之，无不见效。

又家藏抄本中有五气朝元紫霞丹方一个，用途与此截然不同，药味则小有差别。

硫黄 一两　**雄黄** 二两　**朱砂** 三两　**雌黄** 四两　**倭铅** 四两

黑铅 四两　（按：交加即二铅。）

制法编为诗歌，歌曰：一硫二汞三朱砂，四雄黄，五交加，阳城罐内升打，火候文三武四，药分清浊无差，任君身带走天涯，万两黄金无价。善治诸疮癣疥，杨梅毒症堪夸，研细末，似银砂，椒末为丸梧大，黄连解毒穿衣，芝麻浆下，每服二钱为度，症小一钱为佳。无分老少均治，功能肌生管化。（按：方内无汞，歌内有汞。）

又师成子《灵药秘方》中亦有五气朝元丹方一个，药味同而升法则为九转，且云和入丸药中服，与上方加用引药有相似作用，故摘附此处，以作参证：

倭硫四钱二分　**南铅**七钱五分　**北铅**一两　**雄黄**三钱　**雌黄**三钱

上先以北铅化开，再将南铅化开，然后投入一处和匀，打成一盏，如灯盏相似，与阳城罐底同大，仰置罐中，投入硫、雄、雌三黄末，再以一罐覆之，封固升打，文火两炷香，武火一炷半香，俟盏中水滚，以小米置盏内，待米沉底即好，二转可加硫、雄、雌各二钱，三转以至九转，俱加硫、雄、雌各一钱，丹成后取丹备用。勿论何种内外丸散中，每斤加此丹药三钱和服，诸药皆灵。如不升九转，只升一转亦可用，唯不及九转者佳。

（三）冷哮外涂法

甘遂五钱　**白芥子**一两　**延胡索**一两　**细辛**五钱

上药各研细末后，加入麝香五分和匀，以生姜汁调和，涂于肺俞、百劳、膏肓等穴上，涂药之后，必然麻督疼痛，但须忍耐，不可便去，候三炷香时，方可去之；十天之后再涂一次，如此三次，病根即去。如三次后尚未完全根除者，可再涂之，虽至重之哮，不出十次，必可痊愈。

（四）立止哮喘烟

曼陀罗花两五　**火硝**一钱　**川贝**一两　**法半夏**八钱

泽兰六钱　**款冬花**五钱

上共研细末，用老姜一斤，捣烂取汁，将药末合匀，以有盖茶盅一只盛贮封固，隔水蒸一小时久，取出，以熟烟丝十两和匀，放通风处，吹至七八成干（不可过于干燥，恐其易碎）时，贮于香烟罐中备用。每日以旱烟筒或水烟袋，如寻常吸烟法吸之，哮即渐次痊愈。

（五）一味僵蚕散

以大白僵蚕七枚，放瓦上焙黄，研成极细粉末，作为一次量，米饮调服，每日一次，病重者可加服一次，即见轻松，三四次可愈。

（六）哮喘滚痰丸（治多年哮喘，痰多咳嗽等症）

朱砂四钱　**枯矾**一两

上共研末，捣饭为丸，如梧桐子大，每服七丸至十二丸，一日一次，合丸时务须多捣，并治伤风咳嗽及痰喘气急等症。

（七）黑锡丹

治脾元久冷，上实下虚，胸中痰饮，或上攻头目，及奔豚上气，两胁膨胀，兼阴阳气不升降，五积水气，脚气上攻，或卒暴中风，痰潮上膈等症。

黑锡二两　**硫黄**二两将黑锡熔化入硫黄急炒结成砂子倾于地上出火气后研末加入

肉果煨一两　**小茴**一两　**沉香**一两　**破故纸**一两　**肉桂**五钱

熟附子一两　**木香**一两　**楝肉**酒蒸去皮核一两　**胡芦巴**酒浸炒一两

阳起石煅飞一两

上共同研末，以酒煮面糊为丸，如梧桐子大，阴干，用布袋加蜡，撞令光莹备用。用时每以四十丸，姜汤送下。

谭次仲曰：定喘方法有三，一为排痰抚肺，使气路通畅；一为麻醉呼吸中枢或肺之末梢神经，使呼吸静止；一为增强心力，以除去小循环之障碍。三者之药理作用虽然不同，而适应症也自不一律，大抵喘促轻者可用抚肺法，稍重者则用麻醉法，再重者则用强心法。盖心脏衰弱之际，令人致病，

解生灵病于倒悬

非强壮心力不为功，不仅注意于定喘，且麻醉、强心二者相反，尤当牢记。更有当加以赘述者，余经验肺痨症之于麻醉剂，除阿片外，颠茄、闹羊花，绝不收镇喘之效，亦与用于镇咳之无效同。

中药之强心定喘而又和平有效者，莫如黑锡丹，每次服一钱至三钱，每日服二至三次。前辈黎庇留、谭星缘尝称："后世扶危救脱之方，足与四逆、白通比美者，厥为黑锡丹"云云，其效已可想见。且黑锡丹燥热之性，逊于四逆、白通，惜对于肺痨喘息，效果不彰。

此丹对于心脏性喘息极端有效。凡老人素无肺病，突然喘息不止，抬肚摇肩者，即是心脏性喘息，盖老年血管硬化，循环障碍，故心脏以无前征而突然麻痹者有之。在未发之先，必有喘息样发作，中医昔日之误以为肾喘者，即是此症，黑锡丹最能奏效。喻嘉言最常用此方，徐灵胎亦认为是治喘之必用药，非一时所能骤合，当预蓄于平时云云。

喘咳并作者为肺病喘息，无咳而喘者为心脏性喘息，辨之甚易。凡老人喘息复发，或素有哮喘病者，发时抬肚摇肩，苦闷欲死，以本品一钱研末，沸水冲服，每两小时一次，有卓效。

按： 黑锡丹本是一个古方，用不着再来介绍，为了简化读者翻检麻烦，兼之还有些我的意见，故附录于此。

（八）哮喘万灵膏（治多年咳嗽气喘）

川乌六钱　草乌六钱　连翘八钱　当归六钱　白芷八钱

木鳖子八钱　白及六钱　官桂八钱　茯苓六钱　白蔹八钱

牙皂五钱　乌药六钱　桑枝　枣枝　桃枝　柳枝　槐枝各五钱

上药同麻油三斤，先浸一宿，然后熬焦去渣，入飞黄丹一斤，再熬至如漆色时，急以桃柳棍二根搅至滴水成珠时，入乳香四钱，没药四钱，收膏备用。用时以布或绫摊贴肺俞穴（第三胸椎之下，旁开各一寸五分），于初伏之日贴起，贴满三伏，再于冬至日贴起，贴至九九，虽多年喘咳，可使除根。

　　陈修园谓哮喘之病，非泛常之药所能治，《圣济》于不得已中而用射干汤之峻，然体实者尚可用，若虚弱者则不宜，当以圣济透涤散（即六君子汤料十两，加贝母二两，共研细末，以竹沥四两，姜汁一两和匀，拌之又拌，拌后再蒸晒九次备用）为入选，每服三钱，开水送服，盖因竹沥、姜汁可以透巢窠，涤痰涎也，但又必于潜伏为援之处坚壁清野，以绝根株，故膏肓、肺俞涂法尚焉。

　　按：以上内服、外涂、膏贴、吸入各法，皆为编者习用方法。轻哮只一味僵蚕散或哮喘滚痰丸，可以治愈；如年久老哮，则非紫金丹或朝元丹不可，唯紫金丹不可多服，否则喉头发痒，会引起咳嗽，加味紫金丹之加入射干、麻黄者，正是纠正此一缺点。一面内服，一面外涂，一面膏贴、吸入，乃是战略上的围剿法，故较诸单枪直入者，易获胜利也。

　　（九）熏嗽方（治暴嗽不止，或久嗽失声有效）

　　款冬花去枝梗，细锉，焙干研末，以生蜜将药末拌和，做成饼子备用，用时以粗碗一只，将烧红之炭置于碗中，随即投入药饼一枚，再用漏斗覆于炭上，药烟即从漏斗尾部冲出，令病人张口喝烟，满一口时，即用米汤吞下（不用米汤亦可，但恐多喝之后，喉头干燥发痒），在临卧时喝烟，喝后便睡最妙。如无漏斗，或用厚纸糊一纸罩，如漏斗形亦可。如不用蜂蜜做饼，单用冬花末亦可，唯不及有蜜者妙。

　　此方《外台》、《肘后》、《圣济》及《洪氏集验方》等许多方书上均有记载，亦为编者常用验方，十人九效。1954年6月时，同道老友陈赉夫医师患咳，缠绵三月之久，百治不愈，且已失声，告以此方，一次即愈，恐其复发，再喝三次，至今未见复发。类此验案甚多，限于篇幅，未遑尽录，读者遇有此类呼吸器病时，不妨一试。

痔瘘验方

痔核、瘘症为祖国劳动人民最易发生的一种病，其病源、病状在任何一本外科书上都可看到。本书性质是介绍有效验方，故不涉及其他。

痔核、痔漏疗法都有一定程序，李防御疗痔九方极扼要而有次第，用药亦极有法度，故仿其例而附以编者经验，且为临症时之必循途径。

痔核有内外之分，外痔则生于肛外，有时状若莲花，排便困难，疼痛难忍，坐卧不安，妨碍工作，减低生产，此项痔核可用"枯痔散"以腐蚀之，造成人工发炎。其法每日早、中、晚各涂药一次，至夜查看痔头，必有黄水脂膏样物如泉涌泌出，当晚不必再涂枯药，令其黄水尽量排出，次日复视，痔必消缩一半，此时可再继续涂药一二日，直至黄水出尽，痔核枯干时为率；在年龄较大患者，屡有外肾牵痛象征，可命人以火烘手使热，然后于肾囊根下近谷道处徐徐熨之，其痛自止。如黄水未尽者，可再涂枯药，一日或二日，总以黄水尽出，痔核枯干时，方止涂药。在治疗过程中，当以晓事人早晚监护之，必使黄水尽时，方算病根已去。（此是大概提纲，详细方法见各方下。）

上系外痔用药法，如系内痔，则须先施以翻肛药物，使痔头翻出，然后方便上药，或行结扎，其法当先用"唤痔散"翻出肛门。唤痔方法甚多，最常用者以下方最合理想：

生草乌一钱　**枯矾**五钱　**刺猬皮**一钱烧存性　**麝香**五分

冰片二分　**食盐**三分炒

上共研细末备用。用时先用温水洗净肛门，随用水调药末，填入肛门，少顷肛即翻出，故亦名"翻肛散"；待其翻至极度时，洗去涂药，备上枯痔散。此是古方，经编者使用，证实有效。

又一简单方法，只用草乌一味研末，调涂肛门，亦甚有效。因其药物单纯，制作方便，故亦为编者所常用。

第一方　水澄膏

勿论内痔外痔，在未涂枯药之前，都须先于痔核周围涂布护肉药一层，以护好肉，免致上枯药时伤及好肉。最古的护肉药则为"水澄膏"，方系郁金、白及各等分研末，用时以水调稠如糊，外痔于上枯药前直接涂于痔核周围，护住好肉，即上枯药；如系内痔，则须俟肛门翻出时侧卧，以消毒药水或荆芥汤洗净污物，方涂药膏，留出痔头在外，便上枯药。

按：水澄膏法既多不便，又不能做到百分之百保险，故在此种情况之下宜加改良。编者早经改用"人造皮肤"，既便宜，又安全，值得介绍。因此物涂上之后立刻便干，不虞剥落，不用水湿（因用水澄膏后须用纸掩盖药物，并须常用温水湿纸，不使纸干药干），十分便利。如感人造皮肤制作不便时，亦可改用"松香乙醇"，效力一样。因此二物均不溶解于水，故上枯痔散时，对于皮肤好肉可完全无损。

附一：人造皮肤方

废软胶片70克，醋酸戊酯450毫升，醋酮500毫升，蓖麻子油20毫升。将软片投入醋酸戊酯及醋酮之混合液中，不绝振摇，使其溶解，再加入蓖麻子油即成。用时以新毛笔或棉球蘸涂之。

附二：松香乙醇方

松香100克，乙醇1000毫升。将松香研为细末，加于乙醇中振摇之，俟松香化完即成。用法同人造皮肤，唯不可涂得太厚，否则容易脆掉。（按：1974 年 9 月号《新医药学杂志》有《松香外敷疗法》一文，即用人造皮肤方治外疡。）

第二方　枯痔散

"枯痔散"方各家互异，要皆离不了砒、矾二物，故知其皆由"三品一条枪"衍化而来也。今将最常见的各家枯痔散处方集中起来，做一对比，俾知渊源之有自。如单用砒、矾二物，不加他味，用作枯药，经编者试验，效用也是一样。（按：如本书中的双白散。）

（1）李防御枯痔散

白砒二钱五分　　**明矾**四两　　**朱砂**一钱

上各研细末，先将砒放瓦罐中，次以矾末盖之，用火煅令烟尽时（其砒尽从烟去，只是借砒气在矾末中），将矾取出，研为细末备用。用时看痔头大小、多寡，先用护肉药涂于痔之周围，护住好肉，次将砒、矾末掺于洁净瓷碟中，加入朱砂少许，以水调和得宜，用竹片挑涂痔上，使其全体令遍，日三上之，或早晚各上一次（此后须每日观察痔头颜色，视其全部干枯焦黑时，方拔去之），至晚即有黄水流出，以多为妙，此乃污秽毒水，不必怀疑，中夜时再上药一次，来日依旧上药三次，虽小有疼痛，可加忍耐。每换药时，皆以荆芥汤用棉花轻轻洗去旧药，方上新药，并仍用护肉药护住好肉，若患者是老年人，欲其减轻痛苦，可增加朱砂末量于矾末内，则腐蚀力即可减低。此后不可住药，只可少其次数，直至痔核焦枯时，方可住药。

按：砒石经高热后，即氧化飞去，故矾中只有砒之性而无砒之质矣。

（2）《验方新编》枯痔散

红砒放旧瓦上火煅白烟尽时取起净末一分　　**枯矾**二钱　　**朱砂**三分

乌梅肉烧存性二钱　　（按：白砒一钱）

上共研细末备用。用时以水湿手指，粘药于痔头上搓揉之，一日三次，初揉不肿，至五六日时，即出臭水，臭水出尽，痔即干枯。此时不再上药，轻者七八日，重者半月，即可收功，诸痔皆效。人皆以砒霜毒药，不敢使用，不知此药有断根之功，且只用一钱，有益无损，不可疑而自误。

（3）《张氏医通》枯痔散

白砒一两　　**白矾**二两　　**轻粉**四钱　　**蟾酥**二钱

天灵盖盐水浸煅赤于清水淬七次四钱

上共研末，入新铁锅内，上用瓷碗密盖，盐泥封固，炭火煅至二炷香时，待冷取药，研极细末备用。用时每日上午以葱汤洗净患部，用水调药如钱厚，贴于痔上令着，以薄棉纸搓软盖上，卷束其药，不使侵及好肉。若系内痔，则至晚上再换药一次，至六七日后，痔即枯黑坚硬，可以住药，听其裂缝自落，并以"落痔汤"洗之。（按：后用生肌散收口。）

附一：落痔汤方（一名起痔汤）

黄连　　黄柏　　黄芩　　大黄　　防风　　荆芥　　槐角

苦参　　甘草各一两　　**朴硝**五钱

上作三服，用水煎洗，待痔落之后，搽"生肌散"；如痔旁肉不赤肿，枯黑即落者，可不必用此。

附二：生肌散方

乳香一两　　**没药**一两　　**海螵蛸**水煮五钱　　**黄丹**炒飞四钱

赤石脂煅净七钱　　**龙骨**煅净四钱　　**血竭**三钱　　**熊胆**四钱

轻粉五钱　　**冰片**二钱　　**珍珠**二钱另研　　**麝香**八分

上共研细末，收贮备用。用时早晚各掺一次，膏掩，渐敛而平。

（4）《疡科纲要》枯痔散

张山雷曰：痔瘘恶疮，顽肉死肌，腐不脱者，不去顽肉，不能收口，此散能蚀恶肉而不伤好肉，方见《外科正宗》，但天灵盖无用，朱氏不用，未尝无捷效也。

砒霜一两　　**白矾**二两　　**轻粉**四钱　　**蟾酥**二钱

先将砒、矾入铁锅中，以碗盖密，煅一炷香时，冷定取药研细，另研轻粉、蟾酥和匀用之。

（5）千金枯痔散（龚居中以此方加蛇含石作捻治瘘）

红砒一两　　**白矾**三两

先将砒末置于锅底，铺如饼大，以矾末盖之，火煅干，取出，再以猛火煅红，冷后研细，加入辰砂一钱，乳香一钱，没药一钱，共研匀备用。用时口津（口津不合卫生，可改用水调）调涂痔上，以纸封之，日上二次，至五日止药，十日脱核，以生肌散敷之。周围好肉，于涂药前以护痔散护之。如用于瘘管，可将此散用面糊做成药条，阴干，插入管内，管即自脱。

（6）《外科发挥》枯痔散

白砒色黄明者三钱打如豆大　　**白矾**一两研末　　**黄丹**水飞炒紫色五钱

全蝎稍七个瓦上焙干研末　　**草乌**坚实光滑者去肉抽骨生用二钱

上用紫泥罐先将炭火煅红，放冷拭净，先下明矾烧令沸，次将砒入矾内拌匀，以文武火煅之，候沸再搅匀，至罐通红烧起时为度，将罐取下待冷，取出药物研末，再入草乌、黄丹、蝎稍三物，同研极细，收贮备用。用时先煎甘草汤或葱椒汤，洗净患处，然后用生麻油调前药，扫于痔上，每日三次，必出黄水如胶汁，痔头即渐渐缩小，看患痔年月深浅，年远者，不出十日即可取尽，年近者，痔化为黄水，连根去尽，再搽生肌药收功。任是五痔皆可去之，乃临安曹五方（名如神千金方），曹为高宗取痔得官，位至察使。

痔瘘用法：其法先看瘘孔深浅，后将薄棉纸裹猪鬃三根，先在瘘孔试探浅深，随将纸条蘸药，插入孔中，不必取出，至换药时方始取出，再换新药，捻入孔内，每日三次，每次均须洗净患处，然后入捻，至三五日后，瘘口即变为黑色，此后可停止用药，管即自出。如孔不深者，可用药点搽，俟肉转红活时，用生肌药散掺之，待其收功。

（7）《疮疡经验全书》枯痔散

白砒一两　　**白矾末**三两　　**飞黄丹**五钱　　**巴豆肉**五钱

朱砂五钱临时配用

先将白矾末一两五钱，铺于罐底，次将信石末掺在矾上，再将其余矾末覆上，将罐炖于火上熬枯，取出研末，加朱砂五钱，和匀备用。用时以鱼腥草煎汤，洗净患部，每用药散少许点上，即有黄水流出，每日上药三次。

（8）《外科准绳》枯痔散

明矾五钱　　**赤石脂**五钱　　**辰砂**痛加一钱　　**黄丹**三钱

上共研末备用。用法早晚上药一次，中午一次洗去旧药，申时又洗去，又上一次，次日看痔头淡淡黑色，两三日如乌梅，四五日内，用竹篦子轻轻敲打痔头，见坚硬如石，至七八日便住，更不需上枯药，待其自然如萝卜根而脱去。脱去后，以荆芥、槐花、甘草煎水洗之，洗后再上新药。

（9）编者家藏枯痔散

白砒三钱　　**白矾**一两　　**白番硇砂**三钱

上共为末，入紫泥罐内，将盐泥封固罐口，以炭火煅红，视其青烟已尽，白烟将起，上下红彻时，将罐取下，放于地上一夜，将药取出，研末备用。

（10）成都名痔医黄济川枯痔散

黄济川医师，专攻痔科已数十年，今已八十余岁，西南方面的痔瘘医师，兹录其枯痔散方如下：

白砒五钱　　**白矾**一两五钱　　**硼砂**二钱　　**雄黄**二钱　　**硫黄**二钱

上共研末，以砂罐一只，先将前四味放入罐中，封固扎好，架于炉上烧之，视其青烟已尽，白烟刚起时，用箸于封口纸上戳一豆大之孔，将硫黄从孔中倾入罐中，看纸上挂牌时，即为火候适度之证，将罐移开火炉，冷后取药，研末备用。

（11）已故痔医周伯纯枯痔散

白砒一两　**枯矾**五钱　**明雄**一两　**倭硫黄**五钱

先将前三味入砂锅内，用泥固罐口，中开一孔，以火煅之，待孔中烟尽时，加入硫黄，如前封之，再煅至烟尽，取出研末备用。用时以蜂蜜调涂痔上，日三次，黄水出尽，其核自落。

按：此方仅少硼砂一味，殆由黄氏方化裁而来也。

（12）近人林梦九枯痔散

白砒五钱　**白矾**二两　**雄黄**一钱　**炉甘石**二钱　**冰片**五分

先将砒、矾研末，放入干燥砂罐底部铺平，次加炉甘石末，再加雄黄于其上，每次加药，必须铺平，最后将罐口用皮纸密封，放在杠炭火上煅之，即可见浓烟透过皮纸冒出，待无烟时，将罐取放地上，俟冷却后，取出药物，同冰片研末备用。用时将需要药末，加入适量清水调和，使成糊状，涂于痔核之上，黄水流尽，痔核即落。

（13）近人陈庆华枯痔散

白砒二两　**白矾**二斤　**食盐**一两　**雄黄**一两　**百草霜**一两

冰片四钱

先将前四味入罐煅过，取出，同后二味研末备用。

（14）《外科百效》枯痔散

白砒二钱末　**白矾**五钱末

二味共入罐中，熬至烟尽时取出，放于地上，除火毒后，再同儿茶一钱，血竭五分，蛇含石一钱（火煅醋淬），芫花二分，朱砂五分，雄黄一钱，硼砂一钱，乳香五分（去油），

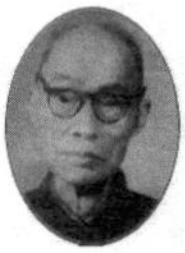

没药五分（去油），轻粉五分，炉甘石一钱（醋淬），共研细末备用。

按：枯痔散方甚多，不仅此处收集的十四个，观其处方，每方既皆以砒、矾为首，故知其百分之百是由"三品一条枪"衍化出来。编者过去枯痔时，为了实验各家枯药，也曾用过三品一枪方作为对比，结果作用并无两样。因枯痔方法是人工发炎，只须砒、矾二物，即可完成任务，他药用亦可，不用亦未尝不可也。

附：三品一条枪

三品一条枪为"枯痔散"的祖方，前人将此方加入各种不同药味，遂成为各种不同的枯痔散。各家处方尽管不同，但总离不开砒、矾二味，十三方的"药线"即单用砒、矾为方，开门见山，直截了当，手眼何等高明。成都老中医徐济安专攻外科，向以"瘰疬痔瘘，疳骨流痰，凝筋灌骨"榜其门，以资号召，成绩斐然，过去曾招生传授，因其收赘过钜，致问津者寥寥。1949 年后，经过党的不断教育启发，彼亦感觉年龄老大，与其带以入土，勿宁归还人民，乃将彼平生珍同拱璧的秘方献给卫生当局，始悉彼用作内服者为中九丸，外用者乃三品一条枪。卫生厅为了进一步明确中九丸的制炼法，乃准备药物，命彼在卫生厅当众表演"三打灵药"升法及"三品一条枪"的炼法。徐灵胎以为此方疗病属于野蛮，未免过分拘泥矣。

古有上中下三品锭子，上品锭子去十八种痔，中品锭子去五�翻花，瘿瘤气核，下品锭子治瘰疬、疔疮、发背、脑疽等症。此为古之三品锭子，但处方同而分量异，故治病遂有分别。三品一条枪乃一综合制剂，随症皆可使用，唯在善于掌握。

白砒一两五钱　**明矾**三两　**雄黄**二钱四分　**乳香**一钱二分

先将砒、矾二味共研细末，铺于罐底，将罐架于炭火炉上煅之，至青烟已尽，白烟旋起，约数分钟时，罐底药物即上下红彻，此时可将罐移置地上，经过一宿时，取出罐中药物研细，约有砒、矾净末一两，加入雄黄、乳香，再共研细，以厚糊调稠，搓成如粗棉线大小锭子，阴干备用。用法如下：

①瘰疬用法：如有孔者，即将锭子插入孔内，如无孔者，可先用针开一孔窍，早晚插药二次，至患孔药条满足方住，以后患部周围即自然裂开大缝，至二周前后，其核或管即自然落下，随用汤洗，然后搽玉红膏，虚者兼服健脾之药。

②痔瘘用法：法将锭子插入痔孔，早晚二次，初时每次可插药三条，四日后可插入五六条，七八日后药力满足，瘘变紫黑，方停插药。如系痔核，候痔四周裂缝流脓，至二周满时，以甘草汤（编者常用石炭酸水或锰强钬水）洗净污浊，换搽玉红膏以生肌敛口，内服健脾强胃等药协助之。

按： 此锭因腐蚀力大，故插入后甚痛，可酌加蟾酥以麻醉局部，即可减轻痛苦。

第三方　荆芥汤 （洗涤用）

以荆芥一物煎汤，入瓦器中洗之。

第四方　润肠丸 （用此预防肛门急燥，使大便出时无涩痛之苦）

大黄煨　**枳壳**炒　**当归**各等分

上共为末，炼蜜为丸，每服二三十丸，白开水下。

第五方　导赤散 （用此以防小便赤涩）

生地　木通　黄芩各等分

上以水煎服。

第六方　龙石散 （落核之后，用此以掺疮口）

煅龙骨　煅石膏　香白芷　飞黄丹各等分

上共研细末，贮瓶备用。

第七方　双金散（用此可止痛）

黄连　郁金各等分

上共研末，用蜜水调敷痔头，如有小痛时，即以此敷之。

第八方　国老汤（治痔本药也）

生甘草一味，煎水洗痔，功能生肌，解砒毒，疮极痒时用之。

第九方　十宣散（痔头收敛，服此以生气血）

此散一名"千金内托散"，功能止痛排脓，生肌强壮。治一切痈疽疮疖，已成者速溃，未成者速散，败脓自出，恶肉自去。

人参　黄芪盐水浸蒸焙　**当归**酒洗　**厚朴**姜制　**桔梗　肉桂**

川芎　防风　白芷　甘草各一两

上共研细末，每服三钱，温酒调服，不饮酒者，以木香汤调下。上共十味，选药贵精，皆取净晒，焙极燥方称，除桂心外，一处研捣，箩为细末，方入桂令匀备用。每服自三钱加至五六钱，热酒调下，日夜各数服，以多为妙，服至疮口合后，更服尤佳，所以补前损、杜后患也。不饮酒人，可浓煎木香汤下，然不若酒力之胜，或饮酒不多，然能勉强用酒调，并以木香解酒，功效当不减于酒服也。大抵痈疽之作，皆血气凝滞，风毒壅结所致，治之不早则外坏肌肉，内攻脏腑，其害甚大，才觉便服，倍加服，数服至醉，则收效尤速。发散风毒，流行经络，排脓止痛，生肌长肉，药性平和，老人小儿，妇人室女，皆可服之。

痔瘘药线方

痔核不愈，溃破之后，即成为瘘孔，瘘孔路道，千差万别，绝不一致，一条直径至肠者很少，大都弯弯曲曲，烂至直肠部分方止。此种曲折不整的瘘孔，药条、药捻皆不能达至彼端，故久治不愈，甚至成管成茧，缠绵终身。此种瘘症的疗法，祖国前辈创有先进挂线疗法，不动刀针，不碍生产，可以彻底根除，几千年来流行在全国每一角落中。唯制线方法各成宗派，各守秘密，甚有授徒之后，不传方而专供药者，据编者所知归纳起来，计有蜘蛛线、砒霜线、芫花线、硇砂线、巴豆线等五种，特记如次：

（一）蜘蛛线方

大黄二两　黄柏两半　黄芩一两　归尾一两　大戟六钱

芫花六钱　甘遂五钱　地榆二两　槐角一两　防风一两

生地一两　连翘一两　土茯苓二两　巴豆五钱　白砒一两

血竭五钱　乳香一两　没药一两　白矾一两　香墨一两

花蜘蛛一百枚用麻布采取浆入药水中

上共煎水，将生白麻线入水中同煮，直至水干为止，将麻线取出，晒干备用。（按：后七味是浆线时用。）

（二）又蜘蛛线方

银花二两　土茯苓一两　槐子二两　大黄二两　黄芩二两

黄连二两　黄柏二两　大戟二两　芫花一两　甘遂五钱

生地一两　防风二两　地榆一两

将各药煎水煮线，如上法，使药水尽吸入线中，再用后药浆之：

乳香五钱　没药五钱　白矾一两　陀僧五钱　血竭五钱

京墨一两　黄芩五钱　花蜘蛛六十只制同上法

（三）硇砂线

番硇砂一两　壁钱三钱　火麻花三钱　生半夏三钱　生南星三钱

芫花三钱　糯米酒一碗　白丝线三钱先用碱水煮过脱脂

上共入罐内，以文武火煮之，约二炷香久，酒干又添，度其药性已尽入线内时，将线取出，药酒用碗盛之，将线晒干后，仍入药水碗中浸入，夜间置于露天处，使接受露气，次日连碗放饭锅内蒸之，如此久蒸、久晒、久露，至十余次者更佳，干后将线贮入罐中，以麝香养之备用。

　　（四）　砒霜线（按：遗砒石一味三钱）

黄芩三钱　黄连五钱　黄柏三钱　红花三钱　银花三钱

连翘三钱　肉桂钱半　广皮三钱　川芎二钱　薄荷二钱

法半夏三钱　白芷三钱　木香三钱　龟板三钱　甘草一钱

藤黄三钱　香墨一两

　　上共煎浓汁，将生丝线一两投入片时，取出阴干，再研白砒、藤黄入浓汁，将线浸透，再阴干，再浸透，末后移入预研之好香墨汁中浸透，阴干即成。

　　（五）　巴豆线

芦荟二钱　巴戟二钱　雷丸二钱　续断二钱　巴豆二两

白丝线四两先脱脂

　　将前四味煎水，至浓时浆衣线，蒸一次，然后同巴豆蒸一次备用。

　　（六）　巴豆蜘蛛线

　　先将花蜘蛛浆衣线数次，然后用大连、乳香、没药熬溶，将已染之线入内煮半日，以黑为度，如未黑则再染、再煮，然后再用巴豆油上之即成。此线拴痔挂瘘甚快，唯不免较疼，不无缺点。

　　（七）　芫花线

芫花　皂矾　地胡椒

　　上将丝线加入同煎，水干之后，将线取出，阴干即成。

解生灵病瘤于倒悬

（八） 又芫花线

将鲜芫花根同壁钱①捣成浆汁，再将丝线入内浸透，取出晒干即成。

（九） 又芫花线

芫花根　大戟根　金顶玉梅花　葎草　鸽粪

上共入水内，煮汁去渣，将白丝线入汁内煮一二沸，取出风干备用。

痔瘘挂线法

（采重庆第七人民医院法做参考）

一、挂钱方法

1. 先命患者脱去下衣，屈足侧卧于手术床上，使肛门部充分显露。

2. 用消毒药水洗净肛门周围，拭干。

3. 以球头银丝由瘘管外口轻轻探入管道，使由瘘管内口穿出。此步手续最不简单，必须细心反复慢慢探试之，切忌性急力猛，以防造成假道。

4. 待银丝经瘘管内口进入直肠时，即将挂子进入肛内，套住银丝，向外一拉，银丝即弯曲，由挂子上拉出肛门。

5. 将药线一端结于银丝顶端球部，然后将银丝慢慢由原进入之外口拉出，此时药线即由连结之一端拉出外口，而留其另一端于肛门之外。

6. 将药线与银丝连接处剪断，如鞋匠穿线法，将外端近

---

① 壁钱：又名墙蜘蛛或土星蛛，性味咸微苦、凉。功用清热解毒，定惊止血。主治喉痹，乳蛾口舌生疮，走马牙疳，小儿急惊，鼻衄，痔疮下血，全疮出血。

管口之线松动，使二股成为一孔，然后将内端线头引入孔中，再将药线慢慢由内端肛门引出，如此则成为双线矣。再将线之两端打一单结，使线紧贴管口，再留药线约五六厘米长，最后在线的两顶端合并拢来，打成死结，以免松脱，外敷消炎膏，以胶布固定。

7. 在挂线二三日后，视患部无发炎现象时，再将线端死结剪去（原来单结不动），然后系以锡坠或小钱。

8. 因锡坠重力关系，瘘管的一壁即逐渐被线割破，直至挂线完全脱落时，在伤面上涂以消炎膏，待其逐渐愈合。

9. 此步工作，对于使用工具务必先行消毒，然后使用，庶免细菌侵入，妨碍治疗。

10. 所用坠子，应按重量的不同（0.5～3.0公分）多备数只，以便向机选用。

二、在挂线时应注意的一些问题

1. 如下线后，水多作痒者，可用大枣包胆矾，火煅研末搽之，或以大粉甘草煎浓汤洗之亦可。

2. 如拴破后，久不收口者，可以乌云膏（浮石、青黛、血余同清油熬成膏）贴之，或用枣树皮为极细末掺之亦可。

3. 如瘘好后，脏头下脱不收者，可服补中益气汤，加扁豆、白芷、藿香、地骨皮，即可渐次复原。

4. 如痔漏不脱绵者，可用百草霜、草乌尖各一钱，为末，井花水调点即落，或用十三方中之"药线"亦佳。

5. 如线脱之后不生肉者，用枯矾、五倍子为末掺之，即生肉。

6. 如痔瘘痛不可忍者，用黄连、黄柏、郁金、朱砂、冰片、乳香、没药、白芷各等分为末，水调作锭子，阴干，插入孔中，痛即止。

7. 如痔瘘血出不止者，用陈棕箬叶、枳实（各炒灰存性）、炒归尾、鳖甲、蜂房、猪左悬蹄（烧存性）、黄柏、槐角共为末，米糊为丸，如梧子大，每以米饮送下三十丸，血即渐止。

编者对痔核瘘管疗法的程序

（甲）痔核部分

对于痔核，在未上枯药的一二日，即命患者先服宽肠药，使大便通顺，不与痔碍，且不泄泻，方上枯药。编者常用方为：大黄二两，煨枳壳二两，炒当归酒洗二两，共为末，丸如桐子大，每次以好酒吞服三十丸，即无大便结燥情形。因痔疮患者几乎绝大多数皆有大便干燥现象，故须先将大便整理通顺，以免影响疗效，不特此也，虽在治疗过程中，尤须令患者每日多食流动性食物，不使大便有一毫不畅，方不影响治疗。

1. 上枯药时，先命患者将下衣脱至膝部，侧卧于手术床上，并竭力屈曲股关节，使臀部和肛门充分显露。

2. 用荆芥汤（为便利起见，有时也用石炭酸水或过锰酸钾水）将肛门洗净，随即拭干。

3. 用人造皮肤或松香酒精，涂于痔核周围的健康部分，使好的组织同痔核隔离起来，免上枯药时蚀及好肉。

4. 将枯痔散用水调成糨糊状，然后涂于痔核上，其厚度以不见痔面为率。编者所用枯药，并无定方（前面所记的十四个枯痔散，及三品一条枪方等，均经一一做过临床试验，效果都不相上下），为了简化配制手续，多采用十三方中的"药线"。

5. 用纱布盖于已上枯药的痔核上，再用胶布作十字形固定之，此后则每日换药一次，如欲痔核加速干枯、缩短疗程时，亦可每日上药二次，在每次换药时，均须用荆芥汤或其他消毒药液，将上次遗留枯药完全洗去，然后方上新药。

6. 涂枯药后，如患者感觉刺痛时，可敷以清凉消炎剂（如黄连膏），并内服双金散。

7. 每日上药，痔核已完全变为枯黑硬化时，即停止上药，改用起痔汤或消炎膏，每日一二次，干枯部分与健康部分组织即逐渐分离脱落，脱落之后，每日用防腐汤洗之，再敷消炎膏一次，待其平复；如痔核已枯而久不脱落者，可用催痔汤以催之，方为灵磁石一钱，僵蚕五钱，川乌五钱，共为细末，冷水调涂之，即脱。

8. 痔核脱后肉痒者，煎粉甘草浓汁洗之，即可不痒，或用止痒汤洗之。

9. 以上是外痔治法，如系隐在直肠未曾脱出之内痔，则须先用唤痔散，将痔唤出肛门，方便敷药（有用枯痔散涂于肛门使肛门发炎翻出者，殊不妥，不可为法）。其法是用草乌末水调敷于肛门，一面命患者闭气挣扎，增加腹压，使内痔翻出肛门，然后再上枯药，如痔核剥脱，肛门不收者，可上收肛散使之内收。

10. 上枯痔散后疼痛难受者，可以生黄豆粉敷上，即止；如有破裂者，以豆粉和黄连，冷水调敷之，其他黄水流到处及红肿处，均要敷用。（按：用黄豆处拟改用绿豆为好。）

（乙）瘘管部分

1. 照痔核第一项法，使患者将下衣脱至腿弯，侧卧于手术床上，以待施术。

2. 用荆芥汤或其他消毒药液，洗净患部。

3. 以球头银丝将有球的一端由瘘管外孔轻轻探入管道，使银丝由管的内口处穿出，此项手术极难进行，必须细心地、反复地、慢慢地探测，切忌心急力猛，造成假道。

解生灵病疴于倒悬

4. 待银丝经瘘管内口进入肛管或直肠内时，即将挂子伸入肛内，套住银丝，然后将挂子向外一拉，银丝即弯曲而挂于挂子上，拉出肛门。

5. 将药线之一端结在银丝球上，然后将银丝由原瘘管外口慢慢拉出，药线即由银丝球端拉入，药线一端仍留于肠外。

6. 将药线连结处剪断，如鞋匠穿线法，将近管口处之药线松劲成孔，再将肛外线头插入线孔，然后将线由管外轻轻拉出肛门，此时拉出肛门之线，即成为双线，再将线之两端打一双结，使其紧紧贴于管口，并留出约六分长之线头，末后将两线头打成死结，敷以消炎膏，盖以纱布，固以胶布，挂线手术即告完成。

7. 在挂线二三日后，视患部无炎症发生时，再将线端死结解开，系以锡坠，锡坠可预先制成数种重量，按不同情况而选用。如不用锡坠，每日紧收药线一次亦可。

8. 上锡坠后，因锡坠重力关系，遂将瘘管侧壁逐渐割破，直至挂线全部脱落，遗留一如刀截之截断面时，即于伤口处逐日涂以消炎膏或生肌散，待其逐渐痊愈。

9. 在挂线期间，可每日服蜡矾丸，促使干脓收口，此丸乃瘘症要药，不可忽视。

10. 在挂线时，凡瘘孔多者不必一一尽挂，可先从最大最远之管挂起，然后再及其他。

（丙）注意事项

1. 使用器械必须消毒。消毒方法有二：一用煮沸法；一用来苏尔或石炭酸溶液，均无不可。

2. 患部消毒，如不用荆芥汤，亦可改用石炭酸水或高锰酸钾溶液。

3. 银丝可备粗细长短不同的数根，并注意两端球部不应过大，总以适合瘘孔大小者为合宜。

4. 瘘管如属于结核性者，即不易收得良好效果，切勿混同处理，否则挂线后伤口每不易愈合。

5. 瘘症的鉴别：脓色或黑，或黄稀而臭，扪之不硬者，属肺痨瘘；脓色稀白腥味，兼有油脂者，属虚劳瘘；瘘管脆硬，有少许稠脓，或无脓，有臭水流出，外口周围搔痒，常有小溃疡者，为梅毒瘘。此三种瘘均为败浆，治疗皆缓而难。

6. 瘘症的预后：一般皆良好，但梅毒患者常有溃疡及搔痒之后遗症，设不继续治愈，即有再发之虞。

新法枯痔散

旧枯痔散称为"烧丹"，此新枯痔散称为"对丹"。方系由同道痔医王复庵交换得来，用以枯痔，效力较旧枯痔散为快，盖一"氢氧化钠"之加味物也。

新石灰二两　**干碱**即干碳酸钠粉二两　**青黛**五钱　**冰片**五钱

先将石灰、青黛二物研细，然后加入干碱、冰片二物，再研匀之，即成。须用瓶严密紧封备用，用法同旧枯痔散。

去年夏间，编者由此方悟出用氢氧化钠（或钾）同白甘油配成一种注射剂，如石碳酸甘油法，注射于痔核根部，用以枯痔，告一友人试用，竟获成功，且效力比外涂法更快，可缩短部分疗程。

备 用 诸 方

（1）护肾汤：治枯痔核，虑生他症，及用枯药时灼坏肾根者用之。

大黄　木通　生地各一两　**滑石　瞿麦**各五钱

上共研末，每以四钱煎服。

（2）防腐汤：痔核落后，用此水洗之，便不生脓。

豆豉　甘草

先以上二物煎水洗后，再用五倍子、荆芥煎水洗之。

（3）止痒汤：痔核落后肉痒者用之。

大粉甘草

上一味煎浓汤洗之，即可止痒。

（4）收肠方：凡用枯药脱下痔核后，随予此方以收其肠，兼能补气收脏，生肉灭痕。

壮人参一两　**当归**一两　**川芎　白芷　防风　厚朴**

桔梗　桂枝　黄芪　甘草各五钱

上共研末，用酒水各半煎，如恶酒者，酒少水多煎之。夏月则减桂、朴二味。

（5）消炎膏

飞滑石十两　**硼砂**一两五钱　**龙骨**二两　**川贝**三钱

冰片五钱　**麝香**五分

上共末，用凡士林制成15%软膏。

（6）黄连膏：在上枯痔散期中，患者肛门及附近常伴有烧灼性疼痛者，以此膏敷之。即可消炎止痛。（消炎止痛丸）

黄连粉一两　**绿豆粉**五两

上共研细末备用，用时以水调成糊状，敷于患部。

（7）加味补中益气汤：治内痔下血不收。

补中益气汤加地榆一两，光黄连二钱，水煎，连服数剂即愈。

（8）又方

鸭胆子三钱去壳　**麝香**一分　**梅片**一分

上捣饭为丸，以龙眼肉包好吞服之。

熬 膏 秘 诀

熬膏方法，各家不同，每油一斤应用黄丹多少，也各自为政，颇不一致。今将编者经验方法介绍如下：

1. 熬膏前应将应用药物精确称齐，泡于油内（按：黄丹或麝香、密陀僧等物除外），春夏各三日，秋冬各七日，然后用桑柴或槐木（如二木不便时，亦可改用杠炭）火熬之，先用文火将药烧焦，然后以麻布或竹筛滤去药渣，每净油一斤，加上好黄丹七两五钱至八两，再加土子（即二氧化锰）二钱以敛油，密陀僧二钱以发光，膏成之后，仍将此二物捞出，下丹时仅留油一半在锅，其余一半另储一钵，用文火徐徐熬之，油亦徐徐加入。如火大油燃时，不可慌张，切勿用水扑火，因水含氧气，可以助长燃烧，故愈扑愈燃，宜速用锅盖盖之以隔绝空气，其火自熄。过去有一友人于炎夏时在楼上熬膏，曾受祝融之灾，而且波及邻居，延烧至数十家之多，故此一工作必须逐步细心，不可大意。熬至青烟将尽，金光灿烂，十分宝色时，即为膏成之征，收起用瓦盆贮之，露晒七昼夜，自然退去火毒，不拘硬膏、滋膏，熬法如一，但滋膏每净油一斤只下黄丹四、五两即可，如在夏日，又可酌加黄丹一二两，方合条件。

2. 用丹标准也是各家不同，每油一斤中有用至十两者，有用至十二两者，以编者经验，凡桐油、香油各半者，以每斤油用丹七两五钱为恰好；如用净香油者，则非用丹八两不可；但不可超过八两，如超过八两时，即有过硬不黏之弊。火功须从文火熬起，在锅中青烟上冲时，尚属火力未到，必须白烟上冲香气扑鼻时，方属火候已到之征，此时可立即将锅移至地上，用砖石三方支持，使其平稳不动，至温度稍降

161

时，即徐徐投下黄丹，搅匀之后，更移至灶上再熬，至熬成时，可滴少许于冷水中以测其老嫩，如老则再加油，如嫩则再加丹。测验老嫩法：膏入水时可以手扯之，如有响声折断者，是即火候合法之征，设扯之软而不断，或如腐渣者，皆属火候未到之征，当再继续酌量熬之，熬好时，再移至地下平置，候其冷却，冷却之后，再倾入冷水中浸之，以退火气。

3. 如需加入细药者，可在膏成时徐徐加入，徐徐搅拌，无挥发性者可先加入，有挥发性者宜后加入，如樟脑等香药，则须更后加入，免致挥发浪费。

4. 膏药熬不如法，常有贴不稳及移动搬家的两种毛病，欲其富有黏力则不宜熬得过老，欲其不移动则须行"发汗功夫"：其法即将熬好之膏入长流水中，作一年半载之浸渍，如在水中久浸后，有油珠浮出水面者，是即油或药有过剩之征，有此现象之膏，贴上之后必然移动无疑，如行此水浸工夫后，即可免除此弊。倘不用水浸，改入土窖中长期埋之，埋后使用，亦可不致移动，此种"窖藏发汗法"，较诸水浸发汗法更佳。

5. 膏药熬成，欲其光亮如漆者，除用密陀僧之外，亦可酌加少量石灰，即可达此目的，此法为许多膏药家所不晓。

6. 一斤药究竟要用多少斤油方算合拍，也各家不同，以编者经验，大致干药一斤用油三斤，鲜药一斤则用油一斤半，最为恰当。

7. 凡膏用黄丹，必须炒过，更须漂过；生丹加入，殊减作用。

8. 凌泳曰：摊膏手技，夏天时摊膏宜薄，谓如铜锣边菊花心者，有圆边，胶黏易贴，冬天时宜厚，既好贴，又不致犯破伤风病，此诚见道之言。编者用膏常较一般普通膏药为厚，因膏药与敷药有相同作用，少则味薄，药力难达，厚则药气浓，都可以深入腠里，在贴上时既可加重力量，又可于揭下时不伤皮肤，实双方有利也。

9. 许楣曰：诸书皆言药油煎至滴水成珠时，方下黄丹，余历试之，知其不然。盖油至滴水成珠时，已嫌过老，摊之必如面筋一般，无复黏性，不能再下黄丹矣。只需熬令浓黑，便可下丹，下丹最要耐性，不可贪多、贪快，每次挑入少许，不住手搅，徐徐再加，直至老嫩适可为度。如此熬法，又黑、又亮、又光，其所黑之功在久熬，亮之功在多搅，光之功在丹细而药油滤清。滴水成珠四字即下丹，亦不可泥，大抵膏浮水面，以二指丸不黏手指者，是其膏已成，倘一滴便沉下水底成珠者，则膏已老矣。许氏此篇言论，确是过来人语，编者亦每取法。

10. 药的加入，亦自有法。许氏又谓：药有坚脆，如一同投入，则脆者先枯，其势欲燃，不得不一同捞出，但坚者实未熬透，是铢两虽多，而药效反少矣。今以化核膏一方为例：甘遂、南星、半夏最坚，故先下，僵蚕次之，大戟、麻黄又次之，麻黄尤脆，故在大戟熬至半枯时，方下麻黄为妙，芥子爆油，故又次之，藤黄多液而少渣，故又次之，朴硝无质，故最后下。凡煎他膏，亦当如是，不仅此膏为然。许氏此法，不损耗药的疗能，值得我辈师法也。

升 降 要 诀

升降丹药各有家法，各有经验，而打法亦五花八门，各有千秋。师成子灵药十例，颇多见地，今特略加润饰，引此处，以资参证：

1. 封口：他人但知盐泥封口，认为以盐水和泥为固口灵法，不知是一而二二而一者也。如药入罐，先以滚水将盐冲

解生灵病疴于倒悬

化，和入筛细黄泥盖盏，不必用纸条，直接以泥涂盏使遍，然后合紧，加梁缠紧，上放炭火，以笔蘸盐水，一转一转扫上，约一指厚时，再敷薄泥使遍，如此即可以永不走丹，不必定要石膏。如必须用石膏时，可以石膏同无名异（即土子，化学名二氧化锰）各等分，食盐减半，煅过，研为细末，然后用醋调成膏用之亦可。又一方系用石膏、生白矾、食盐各等分为末，水调搽之，结果也是一样。

2. 固底：药少底犹可固，如药多，必须泥罐时，须分外厚些，其法可打一铁箍，兜住罐底，上至半罐，有两环钩上，上以横梁，梁尾以铁丝向下缠绕数套，再以小钉捻上，务紧为度，即以小钉缕住，然后涂泥丝上，涂泥亦可用前之封口泥，亦可以黄土、煤炭等分为末，同马毛、盐水调和使用，涂泥约一指厚，阴干待用。如干后发现裂缝时，须仔细一一涂补，务使毫无缝隙时，方可临炉。

3. 辨水银及汞：一般皆谓水银即汞，不知古时炼丹所用之汞，与水银实有区别。盖由朱砂中取出者方可称汞，凡升降丹药，皆须用汞而不用水银，今用水银者，盖取其便利也。唯水银常有奸商搀入铅类者，采用时必须留意，以色白者为佳，如色青者，即含有杂质之征。

4. 取汞：其法用阳城罐一个，下钻一孔，另用罐一个着水，在地下掘一坑，将罐置入坑中，罐口向上，与地平齐，再将钻孔罐安上，接合处以盐泥封固，罐内先用稻草烧灰存性铺底，次将朱砂轻轻放于灰上，然后封固擦盏，至半炷香时去水，以炭炙下，共用三香，俱要文火，火约半罐便住。

5. 辨硫：硫有倭硫、土硫之分，丹药所用者皆为倭硫。倭硫为日本所产，颜色微红；土硫性烈有损。如不得已而用土硫时，亦有死硫法，不可乱用生硫，以致减低药效。

6. 制硫：土硫不拘多少，打如豆大，先用黄泥水煮一日，次用醋煮一日，三用侧柏叶水煮一日，四用浮萍水煮一日，五用青苔水煮一日，六用莱菔水煮一日，七用豆腐水煮一日，八用猪大肠头水煮一日，九用鸭子水煮一日，然后取用，功同倭硫。

7. 打法：世传升降二料足矣，未知有过桥打法。两罐并立中有桥梁通气打法，有两罐横放串打法，有一罐之中先升后降打法，有一罐之中先降后升打法，有一罐之中隔作三四层打法，种种法则，不能枚举，姑存其概。

8. 火候：升药要擦盏，降药不擦盏，此其常也，亦有升药不擦盏者，是以丹中药性如何为取决。火有俱用文火到底者，有俱用武火到底者，有用文中之文、武中之武到底者，有半罐者，有蒙头内外俱红者，种种不一，运用之妙，在乎各人经验。

9. 颜色：升者红，降者白，众人皆知，自毋庸议。但亦有升而白者、黑者、青者，如针状者，则为人所罕见，聊举一二，以见炉中造化，不可思议。

10. 金石丹药，不可轻作内服，因其性质燥烈，于人有损，故丹药成后，必须经过一翻处理，退去燥烈不纯之气，然后方可服用。其法不论内服、外掺丹药，皆须先用黄泥水煮一二天，次用大萝卜挖空中心，将药放入封好，水煮一、二天，三入土中埋七天，四放井中，离水尺许悬七天，五以绿豆水、甘草水各煮七天，末后再佩于人身半月，使丹复活，方可服用。此是指内服丹药而言，若外用者，又不必如此谨严，只需以甘草水煮上一次足矣。降丹照此操作之后，竟不疼痛，亦一奇事。

按：红升、白降二丹为祖国很早遗留下来的两个常用丹药名方，同时也是外科医生药囊中两员战将，今将编者的经验介绍于后，作为升降丹药的一个典型范例，只要掌握这一典型即可升降各种丹药，其他带有特殊作用的丹药，自然属于例外。

（甲）红升丹升法

朱砂五钱　**雄黄**五钱　**水银**一两　**火硝**一两五钱　**白矾**一两五钱

事前准备：小铁锅一口，青花细瓷碗一只，须厚而无破纹者，河沙一撮，不可太干，如太干时，可略喷以水，使略带湿润为佳。皮纸捻数根，白矾末二钱，铁勺一柄，小刀一把，砖石一块，如饭碗大者，丹炉一只，火钳一把，扇子一柄，杠炭数斤。

操作程序：先将硝、矾二物加酒精约二至三两，于火上炖化，俟酒精干后，硝、矾水分即已失去，然后取出研细，再同其他各药（水银除外）混合再研，至十分匀和时，放入丹锅铺匀，面积不宜超出丹碗，须较丹碗略小，铺平之后，用笔杆于药上戳数十小孔，再将水银慢慢挑入孔中，如有过剩水银，可再戳小孔若干，以水银用完为率。安排好后，搁置一边，即将烧红杠炭钳入炉中，但火势宜小，不宜过大，将丹锅轻轻端至炉上烧胎，烧至锅中药化，如火大时，锅中药必开涨起泡，如有此现象时，当急速将锅移开，以竹签插之，唯不宜插至锅底，恐水银吊心，影响丹的收获，一面将炉火减小，再将锅端上，如再有上项发泡情形时，可仍照前法处理之，使丹胎结齐，用签插之不软时，即是胎已烧成之证，但亦不可太老，此步烧丹过程定要留心，不使过老过嫩。胎烧好后，即覆上丹碗，以棉纸捻水湿后，扎紧碗口（不用棉纸捻，亦可改用盐泥），随即撒布白矾末，将接合周围坐平，然后再用河沙盖上，倾斜至碗底为止，随即拍紧，并放白米数粒于碗底中，再以石头压定碗底，炉中先烧文火燃香一炷，俟一炷香快完时，即改烧武火，至二炷香完时，炉中即不再加炭火，再燃第三炷香，俟三香完时，即轻轻取去碗上石头，米变黄色，丹即成矣。轻将丹锅端下，放于地上，候冷透时，刷去河沙，此时手势宜轻，切忌移动丹碗，防丹坠下；再轻轻刮去封口白矾，轻揭丹碗，丹已结于碗上，用刀刮下，每两水银，约有丹药七八钱之谱。升丹最紧关头，矾要煅枯，硝要炒燥，故用酒精煮干后，尚要再炒一个时间，务使十分干燥，方不影响成功。

（乙）白降丹降法

朱砂三钱　**雄黄**三钱　**水银**二两　**硼砂**八钱　**火硝**二两

食盐一两　**白矾**二两　**皂矾**一两

操作程序：先将各药分别研细后，又混合再研，以极匀为度，复将水银入药内又研，研至不见水银星珠为度。以大银窝子（即化银黏土罐子）一个，取白矾末一二钱，撒布银窝底上令匀，再将前药入内，轻轻刮平，就炉上徐徐以微火烧之，常常探测火候老嫩，老者用签插之不软，嫩者用签插之即下，俟黄烟一起，即将银窝取起，如未起黄烟时，窝内即白烟成股者，即立以竹签扎药塌烟，其烟自息。烧此药时务要小心，火太大则老、则干，胎不团结，升时其药必然坠下（是名堕胎），不干则嫩，升时药必流下，胎结不起，以上二者皆无丹可降。看结胎老嫩法，坚者可稍偏于火，软者须直至火上黄烟一起，立即移去，是为不易秘诀。胎结成后，用青花大瓷盆子一个，将银窝轻轻覆上，以盐泥或煅石膏末调糊，固定接缝待用。事前先将地面挖一坑，较瓷盘稍大，坑内放一瓦钵，满贮清水，四周及钵底用泥护稳，然后轻轻将盘安下，银窝内装药若干深，可现若干深出地面，再用河沙将坑填平，砂外再盖泥土，如此布置停当后，即将木炭堆于上下四周烧燃，点香一炷，先用文火微微扇之，一炷香尽，二炷香时改用武火，故须速速扇之，二炷香完，点三炷香时，仍燃武火，至二炷半香时，即停止加炭，尽剩余火微微养之，三炷香完，炭燃尽后，起去炭灰、泥土、河沙，待微冷时，取起瓷盘，轻放于地上，冷后，铲去封口石膏，轻轻揭开银窝，丹已降于盘上。此红升、白降二丹为外科医师之必备药，如善于掌握，可运用到多种外症方面去。

又一简单降法：将药入罐结胎时，可以细瓷碗或盘子覆盖于罐口，不时揭开看之，直至碗内毫无水气为度，结胎工夫全重于此；再用木脚盆一个，盛入清水半盆，内放大陶瓷缸钵一个，钵内放细瓷盘子一个，盘中铺绵纸二层，盘子须大于罐口，即将结胎罐子覆于盘中，盘口四围用棉纸捻湿水扎紧，涂以盐泥，再用田中烂泥，从碗的四周封至半碗，以银罐半露、半没泥平为度，但半露之碗边须以泥涂满，约厚三四分，然后将烧红木炭盖满其罐，先文后武，至二三分钟时，检去其炭，候冷去泥，揭开银罐，盘中即有丹药。如白藕丝者是为上品，如不成丝而为白粉者亦佳；设颜色不白而黄者则太老矣，用之多减疗效。此周子让法，因其简便易办，故编者亦曾采用。

张少甫谓降丹之硝、矾宜分量相等，水银稍轻，食盐必用足一两五钱，轻则力缓，多则疼痛，是亦经验之言。

渴龙奔江丹降法 （此丹善取管骨绵肉）

水银一两　**火硝**一两　**白矾**一两　**青盐**四钱　**青矾**四钱

白砒三钱　**硇砂**五分

上药先用瓦罐微火熔化凝定（即坐胎），然后以竹筒装水，捆于板凳脚上，将瓦罐倒封竹筒口，后用瓦盆装杠炭五斤，安瓦罐上，文武火炼之，则药遂逼入水中；将水倾去，澄取丹药，候水气干时，加入朱砂、麝香、冰片，共研极细末，米糊为条，阴干收贮备用。取管化绵，效力极佳。

鸡骨三仙丹 （烧丹）

水银一两　**扫粉**八钱　**铅粉**三钱

先将银窝以炭火煅红，再下水银、扫粉、仍煅红开裂，冷定取起，次下乌骨鸡脚胫骨，又将煅过之水银、扫粉二物盖于鸡骨上，又下火煅红，直至烟尽为度，冷定取起，捡去鸡骨不用，又下前二味，次下铅粉盖面，再用火煅，俟粉带红色时，起出即成。

大 滚 脓 丹

水银五钱　**火硝**五钱　**白矾**五钱　**青矾**二钱五分
胆矾二钱五分　**淮盐**二钱五分　**铜绿**五分
上如法升九支香后，取出作捻用之。

小 滚 脓 丹

水银一两　**火硝**一两　**白矾**一两　**胆矾**五钱　**青矾**一两
淮盐五钱
上如法升五支香久，取药作捻用之。

脱 骨 丹 （烧丹）

水银八钱　**硝酸**一两　**白矾**五钱
上同煅至烟尽时为度，亦可兑入硇砂合用。

按：过去游方铃医有一种丹药名"强水丹"者，视为至

169

宝，各守秘密，即是此丹，实即三仙丹也，化学名"硝酸汞"。此丹在外科药群中，确有不可磨灭的一定作用，切勿轻视。也有以强水化锌皮成粉后和入此丹者。

腐蚀拔毒方 (李仲美方)

抗日战争胜利时，编者曾在《华西医药杂志》上发表了外科十三方中部分处方，当时曾引起各地不少读者来函询问、讨论。有一读者李仲美，寄来长函一通，公开他的一个"咬药锭"的验方，并有用法、验案，因当时不知李君地址，致未作覆。后来编者见此方组合甚有意义，故制作试用，疗效极佳，一如李君验案所言。此种经验良方，极有功于祖国群众，不能听其湮没，故特附入本书，以资推广，并盼李君联系。

[处方] **白砒末　斑蝥末**去翅足　**巴豆仁**各一钱研细腻

　　　老山明雄黄三钱研末　**硫苦**五分不研　**小麦面**量等诸药之半

[制法] 将前四味研末，合和再研，然后与不研之硫苦搅匀，称其轻重若干，用小麦面半量（按：假若药为十两，则混入面粉五两），以水合和匀称，搓为锭子，长短、大小不拘，随用洋铁片一块，置炭火上焙干即成，折视中多细孔，是不研硫苦之故。

[主治] 一切痈疽，无论阴阳新久。

[用法] 破口小且浅者用少，如深者则用略长，亦不必深及疮底，破口大，尽填满，或为末均可，外贴膏药须较疮形略宽大，如疗类则用小钱一枚，按疗头上，以香火向钱孔一点，即置药粒，贴上膏药。

[效力] 一二三日不可揭视，须六七日效力方著，大多数腐肉随膏药离掉，不用旧法纸捻，不填新法纱布，往往一次即毒尽。（按：所谓毒尽即是腐尽。）

本药刺激性有时甚大，如不可耐，取常用丸药（名止痛丸，见后）酌服一二粒，即可耐，但亦有不大疼痛者，或疼痛亦只短时间，其轻重情形恒不定。大约急性阳证，疼痛较重；慢性阴证，疼痛反轻。

〔经验〕一妇人三十余岁，患环跳疽已二年，疮口如茶碗大，无脓水，边起硬棱，底参差深浅不等，色灰黑，用外科腐蚀力最著之白降丹，毫不知觉，即将此药锭碎为粗末，满填疮口，外以一厚大膏药盖之，三四日后淌流毒水，六七日揭视，腐肉完全脱离，渐渐痊愈，且不觉疼痛。

一男子三十余岁，足趾脱疽，肿至胫，色紫黑，骨外露，亦黑，疮口深约寸余，用此药锭排比填入，覆盖大膏药，六七日毒水淌尽，肿随全消，腐肉脱离，骨色转白，渐愈。

一男子五十余岁，患发背，形势甚剧，填入此药锭粗末，六七日揭视，疮坑内足容一鸭卵而不满，因是贫民，后竟未用他药，但贴膏药，亦渐愈。

一男子二十余岁，尾椎骨上患疮约年余，延大如碟状，平塌灰黑，脓水稀秽不可近，已波及肛门，疮正中一小口，用药锭从疮口纳入，四面排比多锭，膏药之大约七八寸，如此屡屡洗涤敷药，脓乃渐稠，渐不臭，疮口渐大，外围渐收小，厚皮渐薄，终于从下沿开口，乃速愈。此案经过时间约两月以外，依例用药约近十次之多，后念如能早从疮之下沿割开，更当速愈，此亦不行手术之过。

一小儿十余岁，患脱疽，足指全腐掉，肿势上延已到膝，用此药锭粗末，将足背、足心烂处全厚敷，一张大膏药包裹，遂淌流毒水如注，到六七日肿消，腐肉尽脱，足趾骨亦白，随用红升丹敷之，渐愈，其足趾又长出，但只一节，较短。

以上略记较大症候，如普通症候，若疔毒，即连根拔出，有瘀肉硬棱，即腐蚀无迹，无一例外，但必是全身症状不甚者，乃可专恃，否则须用内服药先调理，不得先施腐蚀。（按：河北枣强县张静波将方中硫苦易为明矾，作用亦同，又云：白砒可易以白降丹，效果一样。）

止 痛 丸 方

生地五钱　栀子三钱　黄芩五钱　柴胡一钱　黄连一钱

元参五钱　麦冬三钱　大黄三钱　木香三钱　白芷三钱

丁香三钱　苍术三钱　木通三钱　辛夷三钱　乳香三钱

小茴香一钱　薄荷二钱　羊草三钱　（按：羊草又名白辛、脱毛）

共为细末，用阿片膏和丸，约药末二钱，用阿片膏一钱左右，丸如梧子大，酌服一二粒，但属疮疡疼痛，服之无不轻减。过剂有呕吐反应，恒用冷水服，服后不食热饭，以防副作用，如临睡时服，则可免。

耳内流脓方（李仲美方）

龙脑冰片樟片禁用　白酒俱无分量，酒须夹水约过半，纯酒疼痛不可用

冰片须多用，与酒调成略浓稠汁，先以棉花蘸硼酸水，拭去脓秽，再倾药汁于耳中，静卧若干时倾出，每日一二次为之，无论新久，无不效。

创伤药方（李仲美方）

［处方］龙脑冰片二两　麝香一钱多益佳　血竭花一钱半

哥洛仿（必仿单是纯字者效佳用时随便和药）

172

［制法］预用沸过热水，待冷定，将血竭花、龙脑片入钵略研，即用水和成稀糊，研干至成粉，再入麝香，又用水

和成稀糊，再研至成干粉，即为制粉已成。置此粉若干于瓶中，倾入哥洛仿，即混成一种红色水。

［用法］以棉花蘸药水涂抹，如血外淌，须连花扎紧，经若干时间，待血管凝结，再洗去花，再涂抹，用新棉包扎适宜。

本药有刺激性，一抹辄痛甚，唯见空气即散，须臾痛便止。

［效力］凡破伤初起涂抹，有不肿、不化脓之显效，蝎螫、蛇咬，立时止痛，疯犬咬时，即时涂抹，有助预后，虽破伤已化脓，洗涤洁净涂抹之，亦促速效。唯不可用于疮痈腐肉之毒水未尽者，尤其是疔毒，始终俱忌用。

枳马二仙丹

枳马二仙丹又名"浮水散"或"伏水散"，一名"慈航散"，加古文钱名"枳马金钱散"，为骨伤科中的一种秘药。古书不载，仅于清末方书中偶一见及，向为国术家和骨科医师囊中据以自豪的看家瑰宝，在临床实验中，也有它的相当价值。显赫西南某地之"跳骨丹"，也以此为骨干，今特介绍如次，以资关心祖国医学者的采用和推广。（跳骨丹方已在1954年《新中医药月刊》五卷四期上发表，可参考）

［处方］**马钱子**一斤　　**枳壳**二斤

［制法］马钱子用磁瓦刮去粗皮，童便泡四十九日，枳壳用童便泡二十四日，暑天则十余日即可，泡后去瓤，二药各用麻布袋盛，置流水中冲洗一日，取起，用新瓦焙干，分别研成细末，用磁瓶收贮备用，勿使泄气。

［引药］伤在头面者用白芷，胸膈用川芎，腰部用杜仲，腿部用牛膝、桂枝为引。

[用法] 先将引药泡酒中，或煎汤，和黄酒一匙（甜酒亦可），于临睡时调药末（以马钱末一份，配枳壳末二份和匀）服之，伤重者服三钱，不得过量，外加麝香二至三厘，轻者则服一二钱，且不需加麝香，大人以此为准，小儿酌减。患处亦以前药二与一比成分，和酒或尿敷之，但须用药分作三帖，先以一帖乘热包上，冷则更换他帖热者包之，如此更迭换包，旋干旋加酒或尿，入药炒热，即能止痛愈伤，神验无似。

[说明] 此方能治骨断及折碎者，虽经医者误将骨节错投，服用本方后，亦能自动解散，自动另行接好，无须人工帮助，神妙不可思议。纵使折断筋骨在数十日以内者，服此药后，一昼夜即可行走如常，不但壮健者如是效验，即衰弱之老人亦得速效，真匪夷所思之灵方，幸勿轻视。

加味枳马二仙丹

[处方] **马钱子**一两（童便制如前方）　　**枳壳**六钱（童便制如前方）
自然铜六钱制　　**苏土鳖**六钱　　**铜钱**二十枚火煅醋淬七次　　**碎蛇**三钱
三七一两　　**血竭**六钱　　**乳香**五钱制　　**没药**五钱制　　**虎骨**六钱
冰片四钱　　**麝香**一钱

[制法] 上共研细末，严密贮存备用。

[用法] 每次服五分至一钱，用热黄酒送服，但可灵活运用，量病人体质强弱及负伤轻重，斟酌加减。有时尚可用到一钱五分至三钱的极量。

[说明] 此方对于接骨力量较之前方尤大，唯在服药时必须避风，以免引起严重痉挛。

补　编

臭　牡　丹

[学名] Clerodendron Bungei Steudel.

[异名] 矮桐子、臭枫根、大红袍、臭八宝、牡丹花、臭老婆、臭八仙海棠。

[科属] 系多年生马鞭草科 Verbenaceae 的落叶灌木。

[形态] 高一至二米，叶广卵形，长十至二十厘米，宽八至十八厘米，先端尖，基部心脏形，或近于截形，边缘有锯齿而稍带波状，上面深绿而粗糙，具密接短毛，下面淡绿色而近于光滑。唯脉上有短柔毛，触之有臭气。叶柄长约八厘米，花蔷薇红色，有芳香，为顶生密集的头状聚散花序。径约十厘米，花萼细小，漏斗形，上端五裂，裂片三角状卵形，先端尖，外面密布短毛及腺点；花冠径约一厘米半，下部合生成细管状，长约二厘米半或超过，上端五裂，裂片线形以至长椭圆形，长约六毫米，宽约二毫米，雄蕊四个着生于花冠管口，花丝与花柱均伸出花冠管口之上，花柱通常较花丝为短，子房上位，卵圆形，果实为浆果近于球形，外围有宿存的花萼。（按：七至八月开花，九至十月果熟，药用部分以根为主要，他如茎及根皮叶亦供药用。）

[产地] 河北、河南、陕西、浙江、安徽、江西、湖北、湖南、四川、西康、云南、贵州、广东等省均产。

[采取]《药用植物志》谓：（中国科学院植物研究所编《中国药用植物志》第三册）七至八月开花，九至十月果熟。

赵学敏谓：五月开花。在成都方面的臭牡丹则确系从五月开花，这是各地气候节令关系所致，不足为异。采取以花盛开至结果这一段时为最适宜。药用部分以根为主，其他茎叶枝干等亦供药用。

　　[功能] 消炎、解毒、化腐、生新。

　　[疗效] 为消炎化腐药，并用于男孩换童、女子分经等。

　　赵学敏谓：臭牡丹叶形与臭梧桐相同，但薄而糙，气亦臭，五月开花成朵，一蒂百花，色粉红。

　　吴其濬谓：（按：《植物名实图考》三七六页）臭牡丹江西、湖南田野废圃皆有之，一名臭枫根，一名大红袍，高可三四尺，圆叶有尖如紫荆叶而薄，又似油桐叶而小，梢端叶颇红，就梢叶内开五瓣淡紫花成攒，颇似绣球而须长如聚针。南安人取其根煎洗脚肿。其气近臭，故京师呼为臭八宝，或伪为洋绣球售之。湖南俚医云：煮乌鸡同食，去头昏，亦治毒疮，消肿止痛。

　　[附方]

　　（1）洗痔疮、治疔、用苍耳草、臭牡丹各一大握捣烂，新汲水调服，泻下黑水即愈。（《赤水玄珠》方）

　　（2）一切痈疽，用臭牡丹枝叶捣烂罨①之即消。（淳安陈老医方）

　　（3）脱肛，先用臭牡丹叶煎汤洗，后将浮萍草末掺上，即不脱。（《秘方集验》方）

　　（4）肺弱、胃炎，用臭牡丹根煎服。（裴鉴《川康经济植物录》方）

　　（5）跌打损伤，用臭牡丹根浸酒饮效，并治瘰疬。（四

　　① 罨：音 yǎn，敷，覆盖。

川民间验方）

（6）小儿疳疾，臭牡丹、鸡屎藤各等分，炖猪蹄服。（四川民间验方）

（7）背搭（按：溃烂以不收口者），臭牡丹花为末，先以浓茶将疮洗净，后用药末掺之甚效——用此花时可将花的周围及花心分别研之。用时花周治疮周，花心治疮心，其效如神。（家藏抄本方）

（8）背搭敷方，臭牡丹叶一两、大黄一两、猪骨髓一两、峰房一两、共为细末，蜂蜜调敷。（家藏抄本方）

（9）气裹食病，食入则膈上刺痛，反饱欲呕，饥则少可，久成噎食，此因饮食时大怒格食而成的一种疾病，宜服臭老婆汤。

臭老婆（即臭牡丹）用根三四两，勿见铁器，石臼捣烂，同独头大蒜十二枚，入一色子鸡腹内，用线缝好，装入砂锅中，煮三炷香时，尽一日一夜服完，勿吃饭与杂味。因作歌曰：气裹食病痛难当，食入则刺似吞芒，久久不治成噎食，臭老婆根三两良。独头大蒜十二粒，同入鸡内炖浓汤，勿吃杂味尽日食，气消积化自安康。（什邡王光甸方）

（10）男子换童，女子分经，臭牡丹根四两，炖猪蹄食之效。（民间验方）

（11）神经衰弱，以臭牡丹一两，算盘子根二两，炖猪蹄服之。

山东丁氏外科十三方

（一）五福膏（治阳证各疮）

全蝎三十只　　蜈蚣三十条　　巴豆三十粒　　斑蝥三十只

独头蒜三十头　　清油一斤

先用油将上药炸焦，取出研为细末，再入油内熬至滴水成珠，加黄丹、铅粉各若干，老嫩得中即成。专贴各种阳证疮，已溃未溃皆有奇效。凡疮症已溃疼不可忍者，贴之可立止疼痛；又可贴刀伤、斧砍、骨断、筋折等症。

（二）八仙膏（治阴证各疮）

杏仁去皮尖切片一两　　**蜂房**剪碎洗净一两　　**元参**五钱

蛇蜕盐水洗焙干一钱　　**黄芪**三钱　　**黄丹**研细五两

血余男子者良洗净鸡子大一团　　**麻油**一斤

上先将油入砂锅内，缓缓加入血余熬开，俟发焦熔尽时加入杏仁，候色焦时去渣，再将所熬清油入银铫内，加入元参、黄芪，慢火熬四小时，放于冷处，候冷时再将蜂房、蛇蜕加入，慢火再熬，用柳枝不住手搅之，俟呈黄紫色时去渣，再加投黄丹，急搅片时，移于火上，以文武火缓缓熬之，并同时以柳枝不住手搅之，至滴水成珠，油变黑色时膏即成矣。专贴一切阴疮、痈疽、发背等疮。

（三）阳和饮（阴疽初起用之）

凡阴疽初起，全身骨痛，肚痛，大汗不止，五心不安，面现青色，两目白珠转青，此症得之恶急，无不立行倒地，口吐白沫，较一切霍乱不同之点有二：一则面目青黑；一则全身骨痛。速服

大熟地一两半　　**鹿角胶**三钱　　**白芥子**三钱　　**肉桂心**一钱

麻黄一钱　　**水煎服**

凡阴证初起时，以铜钱纳入口中，当立变青色。他症则无此现象。

（四）观音救苦丹（疮症初起红肿高大者皆可服之）

麝香五分　　**白矾**五分　　**雄黄**水飞净一钱半　　**辰砂**水飞净一钱半

乳香去净油一钱半　　**没药**去净油一钱半　　**全蝎**焙炙三钱

真血竭一钱半　穿山甲炙三钱　蟾酥一钱　僵蚕炙去丝五钱

上共研极细末收储备用，每服三分，专治一切痈疽、发背、疔毒、肿痛，用时以红糖、葱白，煎汤送下，汗出即愈。

（五）便消散（如服观音救苦丹不愈者可速服此散）

金银花一钱　知母一钱　花粉一钱　白及一钱　法半夏一钱

穿山甲一钱　乳香一钱半制　皂角刺一钱二分

上用水酒煎服，疮在肚脐以上者饭后服，疮在肚脐以下者饭前服。

（六）中九丸（起死回生，返魂复命）

麝香一分　乳香一钱制　没药一钱制　轻粉一钱　乌金石一钱

雄黄一钱　狗宝一钱　蟾酥二钱　粉霜三钱　黄蜡三钱

硇砂五钱　鲤鱼胆一个　狗胆一个　金头蜈蚣七条全者酥黄色

头胎男乳一两

上先将黄蜡、乳汁二味熬成膏子，其余十三味则共研细末，然后同黄蜡乳汁膏调和成丸，如绿豆大（小儿服者如菜子大），每服一丸，重者三丸，用白丁香七粒（小儿减半），研末调冷开水送下，盖被出汗为度，如头上无疮肿者，一二服即效。

此丸专治因恶疮而死、身未烂者，予服便活，如口噤不开者，可撬开牙关，研化三丸，灌入喉中，立可回生。

又治发背、脑疽、痈肿、遍身附骨肿痛，初发时大渴发热、四肢沉重，不论阴阳，俱可服之。

按：前面"因恶疮而死、身未烂者，予服便活"一语，是有问题。因已死之人，药尚不能下咽，复活之话，不知从何说起，故而值得考虑。

（七）秋霜白（专治已溃各疮、无脓无水疮口干红者）

陈年石灰百年以上者佳半斤　冰片三钱

179

上共研细末，用麻油拌成粥，装入猪尿脬内，将脬口扎紧，沉入井内七日，取出挂于背阴处慢慢风干，去脬研细，收贮备用。用时以香油调涂疮口，如痛可加麝香少许。

（八）霜叶红（治发背久不愈者）

川文蛤捣碎，用香油半斤炸之，现色时取出贴于疮口，七日去之，疮口自愈。

（九）神药拔（治发背已成，将溃时脓毒不得外发，必致内攻，烦躁如负重石）

羌活　独活　蕲艾　白芷　鲜菖蒲　生甘草各五钱

连须葱三两

上用新鲜嫩竹一段，径口约一寸二三分，长约七寸，一头留节，以刀刮去青皮，留内白一半，于靠节处钻一小孔，用柳木条塞紧，将前药放入筒内，筒口以葱塞之，然后将筒横放锅内，以物压之，勿使浮起，用清水十大碗淹筒煮数滚，纳内药浓热时为度，取出候用。用时以钺针于疮顶上一寸内品字式放开三孔，约四五分，将药筒连汤用大瓷钵盛贮于病榻前，将药筒倒出葱药，急用筒口乘热对疮合上，以手按紧，其筒自然吸住，约待片时，药筒已温，拔去塞孔木条，其筒自脱。倒出筒物，看色何样，如有脓血相沾鲜明红黄之色，约一二杯许，其病乃是活疮。以前所立膏散治之可愈。如拔出之物败血气秽、紫黑稀水而无脓相沾者，必是死疮。治亦无益。上法遇怕针之人，可用蚕茧子一个（蛾已出者），加附子一片，烧灰为末，热酒调服，即能透脓。

（十）回生饮（专治疔疮走黄）

此症全身无不疼痛，卧地乱滚，眼见火光，立能致死。预配存储，凡遇生疔之人，疔头忽现黑色，眼见火光（他症无此），可速服之，立能起死回生。

大黄一钱　**栀子**三钱炒　**牡蛎**一钱　**银花**一两二钱　**连翘**二钱

木香—钱后下　乳香钱半制　没药钱半制　牛蒡子—钱

栝蒌二钱　皂角刺五分　地骨皮二钱

上药用水酒各半煎服，一剂即愈。

（十一）阴阳起死膏（起死回生，百发百中）

金银花十七两　生地八两　当归三两　川芎二两　黄芪五两

牛膝两半　丹皮二两　荆芥两半　防风—两　茜根七钱

人参五钱　元参五钱　生甘草两半　麻油五斤半

上熬至药黑时去渣，再熬至滴水成珠，另以

黄丹二斤　木香两半　没药两半去油　血竭两半

象皮七钱　麝香二钱

各为细末合匀，加入油中搅匀，少煎即好，贮瓷罐内，每膏一帖重一两足。凡遇十大恶疮，不论阴阳用刀去其口边腐肉，先上倍子散，再贴膏药，不必更换，五七日即可痊愈。

附倍子散

川倍子—两　人参—钱　冰片—钱　乳香三钱制　贝母二钱

真血竭五钱　三七—两　儿茶—两　藤黄三钱　轻粉—钱

上共研极细末，收贮备用。

（十二）无上仙丹（阴阳痈疽，久不收口，出脓水者皆治之）

轻粉—两　水银三钱　朴硝—两　樟脑五钱　石膏—两

上共研极细末备用，用时用井水调和，涂于碗内，复于阴处，候干透用竹片刮下，再研细备用。

另用大碗一只，以皮纸糊于碗口上，将药粉摊撒纸上，再用艾绒盖于药上约半指厚，四面点火，同时将艾燃着，药面见热即行降下，候冷吹去艾灰，将纸撕去，药在碗底，刮下收入瓷瓶，严密紧塞。凡遇阴阳十恶大症久不愈者，将此丹少许撒于疮口，不日即可痊愈；若疮口久久不收者，加猫头骨灰少许于丹内和匀，撒于疮口立效。

（十三）六合丹（专治花柳，不论梅毒、下疳、五淋皆治）

上朱砂二钱　　**石钟乳**四钱　　**珍珠**三钱豆腐煮　　**上梅片**钱半

真琥珀三钱　　**螺壳**一钱白色者

共研极细末，瓷罐收好，每用药末二钱，分为十二次，按时一日夜服完，用土茯苓五钱煎水送下，如上部口鼻咽喉溃烂者，于土茯苓内加辛夷三钱。

此药无论如何险恶之症，三日之间无不痊愈，大解行下之粪，务须深埋土下。如杨梅升天陷鼻，好肉已去者，可用**白矾**三钱　**水银**三钱　**火硝**三钱入铁锅内，新碗盖好封紧，露出碗底，上放棉花四小块，文火烧至棉花现黄色时为度，住火停一昼夜，再取出。每服用药一分，以豆腐衣包好吞服，一次即愈。如无豆腐衣时，可用豆腐切成方块挖空，将药放入，上面再用豆腐盖好，以防药染喉咙为要。

中九丸的改正配制法

[处方]　**水银**一两　　**朱砂**一两　　**食盐**二两焙干

　　　　明矾一两焙去水分　　**火硝**二两焙去水分　　**皂矾**一两焙去水分

[升法]（1）将水银、朱砂共合一处，研匀备用。

（2）将盐、矾、硝、皂四味共合一处、研细分成三组备用。

（3）将第一项的水银、朱砂，同第一组盐、矾、硝、皂混合一处，研匀至不见水银星珠时为度。

（4）将上项研匀药末堆于小铁锅内，压紧，上以丹碗复之，随用盐泥或熟石膏粉调醋，将碗口与锅接触处涂封严密，不使泄气。

（5）以炒干黄土，或极细河沙，将丹碗周围掩护周密，约一寸厚，露出碗底，并以铁环重物套压碗底不使移动，放浸湿棉花一团，外以大铁钉三只（或火盆上炖食物的三脚架亦可），插于地面土中，将丹锅安置钉上，约离地七指许，如不用铁钉，亦可改用小风炉。

（6）先以微火烤胎，焚香计之，俟一炷香（每一炷香约一小时），尽时再以文火升炼，至二炷香尽时，继以武火（即烈火以焰离锅底二指许为度）升炼，至三炷香尽时，察看碗底棉花，是否由湿而干，由干而成为黄黑色，如已成黄黑色时，即撤火待冷。

（7）将已冷丹锅移下，轻轻除去碗周泥沙，或黄土，揭开丹碗，灵药即升于碗上矣，此为一打，将碗上灵药扫下备用，丹底不动。

（8）取第二组盐矾硝皂末同一打灵药合为一处，研匀入锅，如一打法，炼三炷香时冷定取药，是为二打灵药。

（9）取第三组盐矾硝皂末，同二打灵药合为一处研匀，如一打法炼香三炷，冷定取药，是为三打灵药。药经三打之后，则水银毒性已绝，服用遂无中毒之虞。

（10）锅中丹底名曰"锅烈"，因其功能止痒定痛，长肉生肌，故皆用作外用丹药，不作内服。近一年来，作者由尝试性的理想行动，把它配入丸中，试于临床，结果竟得出人意料收获，大可控制疮的分泌，缩短疗程。后将此法，告诸同道试用，亦得同样结果，故而现在把中九丸的配合方法，彻底推翻，作此修正。读者以后制用此丸时，可照我的修正方法配合使用，更可取得疗效。

附注：

（1）碗底如不改用铁环套压，亦可改用锡壶一把，装满冷水坐于碗底，如此则既可防止丹碗被热力冲开走丹，又可降低碗底温度，使丹易结。

（2）疸骨流痰（亦名穿骨流疰，西名骨结核。）属阴疽

解生灵病痛于倒悬

类慢性顽疮，疮口经常排泄清水，不成稠脓，致使疮口不易愈合，丹底锅烈因有收水作用，故可促使臭水快干，疗程缩短。

（3）中九丸对"疤骨流痰"及"溃烂瘰疬"，确有特效，唯服药须有耐心，轻则七八月，重则一二年，必可获得佳效，不可浅尝辄止。

（4）青龙丸《济世养生集》中"青龙丸"，是治疗乳痈、流痰、瘰疬、结核、疔肿、疮毒、跌扑闪肭①等的一个验方。这张方子对疤骨流痰，是有疗效的。我在未获得中九丸前，就是用这方子来做治疗武器。但我已加入了一味附子，故也可称它为加味青龙丸。加入附子的动机，是根据王洪绪《证治全生集》中的"祛风逐湿散"来的，"祛风逐湿散"的治疗对象是"手足不仁，骨骱麻木"。我的第三位老师倪静庵，擅长外科，却把"祛风逐湿散"来治疗疤骨流痰，颇见功效，同时也用它来治疗关节痛风。我初时也用此散来治流痰，后来见到"青龙丸"方与此类似，而治疗的病也十九相同，因此把这两个方子合而为一，用治流痰，果然把疗效提高了一步。自获"中九丸"方后遂放弃了"青龙丸"而改用"中九丸"。有一时间有人怀疑到"中九丸"是砒汞制剂，恐久服中毒，我遂针对这一意见改变药的服法，命病者连服"中九丸"三周后又改服"青龙丸"一周，如此交互服用，至愈为止，效果很好。在畏服汞剂的患者，采用此法最为适当。唯这两个方子都须长期服用，才可发生效力；如浅尝辄止是不会有效果可言的。现把逐湿散、青龙丸二方附后，以省读者查考之烦。

---

① 肭：音 nà 或 nǚ。

附一　祛风逐湿散（治手足不仁骨骱麻木）

穿山甲尾片　番木鳖各精制净末二两　**川附子末**一两

上合匀，每服七分，用好陈酒于五更时送下，醉盖取汗，服后痛处更痛、麻处更麻，头眩、背汗、昏沉，不必畏惧，四五刻时即定，定即痊愈；如服后不知痛麻者，必再服至知觉方止。

附二　青龙丸（又名金龙丸）

治一切疔疮肿毒、跌扑闪肭、伤筋挛痛、贴骨痈疽、男女大小颈项瘰疬及乳串结核、痰气滞凝、硬块成毒、小儿痘后发痈等症。

马钱子四两，以米泔水浸三日，刮去皮毛，切片晾燥，麻油炸透

穿山甲片一两二钱炒黄色　**白僵蚕**一两二钱炒断丝

上共末，以黄米饭捣匀为丸，如梧子大，每服五分，看人虚实酌减，临睡时按部位用引经药煎汤送下，盖暖睡，勿冒风。如若冒风觉周身麻木抽掣，甚则寒战发抖者不必惊惶，过片刻即安，毒初起者一二服即消散，已成脓者服此自能出毒，不必咬头开刀，为外科门中第一妙方。

头面川芎羌活各五分引；肩背皂角刺尖五分引；两臂桂枝五分引；胸腹枳壳五分引；两肋柴胡五分引；腰间杜仲五分引；咽喉桔梗甘草各五分引；两足膝牛膝木瓜各五分引；跌扑挛筋红花当归各五分引；老年血气衰者止服四分；男女瘰疬痰毒，夏枯草汤服，或酒亦可；妇人新产半月以内者，止服四分，如满月者仍服五分。

小儿周岁以内者服九粒，以外者服十一粒，三岁者十五粒，四岁者十九粒，五六岁者二十一粒，八九岁者二十三粒，十岁以上者服三分，十五岁以上者服四分，二十岁者照大人服法。如小儿不能吞送者，可用开水或甜酒调化送下。

解生灵病疴于倒悬

红蓼山馆经效方补遗

集成白玉丹

此丹方是陈飞霞《幼幼集成·瘰疬门》中的一个验方，各方书中也纂入不少，可是很少有人注意，殊为可惜。这张方子我曾使用近三十年，对于溃烂已久的瘰疬，确有佳效，现特把此方原文介绍如次：

其药则至贱，功则至神，专治瘰疬破烂，连及胸腋，臭秽难闻，三五载、十数载不愈者，药到病除。法用新出窑石灰一块，滴水化开成粉，以生桐油调匀，干湿得中。先以花椒、葱煎汤洗净其疮，以此涂之，不数日痊愈。昔余道友患瘰疬，烂及胸腋，十数载不愈，一村夫传此方用之立应，后以治人无不愈者。

此丹在我长期使用中常同"中九丸"配合使用，内服"中九丸"，外用此丹，里应外合，立功不小，不仅瘰疬，凡一切迁延不愈烂疮皆可收得同一效果。方中石灰原是指的新出窑的矿灰，但在有一时间市面石灰缺乏，买不出来，我遂换用我收藏百年外的陈年石灰作代替品，结果疗效一样，且遇黄水太多的疮，单用陈石灰末一味，撒布疮面，绷带包扎，次日换药时则黄水竟全部收尽，出人意料。这种价廉、效确、物便的验方，值得推广介绍。

跳 骨 丹

［处方］马钱子十六两，先用童便浸四十九日（每三日

须换新童便一次，如能每天一换更好），然后取出换用米泔水浸七日，末后再以清水透三日（水当勤换），去皮，炒干研粉。

枳壳八两，先用童便浸二十四日（在马钱子浸至二十五日时，将枳壳投入一齐浸渍），然后取出，再用清水漂二日，焙干研粉。（枳壳须去穰）

羌活二两　　**独活**二两　　**北细辛**二两　　**黄芪**八两　　**红花**二两

血竭四两　　**乳香**四两　　**没药**四两　　**台乌药**二两　　**狗脊**四两

土鳖虫四两　　**三七**四两　　**朱砂**二两　　**骨碎补**八两

潼蒺藜四两　　**自然铜**四两，火煅，醋淬七次

飞天蜈蚣四两产四川都江堰

以上各药各研细末，然后按照分量配合应用，凡遇骨折骨挫者，即以此药投之，如伤重者，可另加碎蛇末少许掺合用之，以骨接好为度。

〔用法〕一岁至十岁每次用一分至一分半；十岁至二十岁每次用二分至三分；廿岁至卅岁每次用四分至五分；卅岁至四十岁每次用五分至六分；四十岁至六十岁每次用六分。

此后均以六分为度，不可多用，用时以水一盏（能饮酒者，水酒各半更好。）同引药放入壶中煨浓，然后泌出药水调药末服之（药末忌煨），每晚服一次，伤重者可早晚各服一次，服后当避风，忌食豆类，以及各种荤腥，更忌房事，如服药后皮肤变黑者无碍，不必畏惧。

〔加引法〕

（1）伤在头部者用川芎升麻各三钱为引；

（2）伤在两膀及两手者用桂枝桑寄生各三钱为引；

（3）伤在胸前者用枳壳桔梗各三钱为引；

（4）伤在肾部者用补骨脂三钱为引；

（5）伤在小腹者用大腹皮三钱为引；

（6）伤在腰间者用杜仲_{四钱}（伤重者加倍）为引；

（7）伤在右胸者用陈皮木香_{各三钱}为引；

（8）伤在左胸者用地骨皮香附_{各三钱}为引；

（9）伤在两腿脚者用木瓜_{三钱}牛膝_{五钱}为引；

（10）伤在背上者用独活_{三钱}麻黄根_{一钱}为引；

（11）伤在全身者用红牛膝根_{八钱}为引；

（12）伤后大便不通者用桃仁木通熟军_{各二钱}为引；

（13）凡受伤者除按所伤部位加引外，勿论何部均宜加仙桃草_{五钱}为引。

附注：凡重伤骨断骨挫时上有夹板者，在服此药时必须放松夹板。原因是如上有夹板，在全身发生痉挛时，可以使被压部分发生不良结果。如手足受伤者，睡时不必盖被手足，务使受伤部分露出外面。如手足伸缩异动者，即是药力到达之征，不必疑虑。如服药过量痉挛太甚时，可多服生豆浆以解之，或煎上好肉桂_{五钱}服之，亦可缓解痉挛，痉挛过后，再绑好夹板。

此方发表后，读者感到最大困难的，就是方中的飞天蜈蚣一物，有很多地方买不到。即使通函购买，有很多寄去的都不是飞天蜈蚣，而是另一东西（因有许多草药店，都把飞天蜈蚣弄不清楚，故而发生错误）。后来我感觉飞天蜈蚣不是方中主要药，因而改变配伍方法，把每一全料药中，正式加入碎蛇_{六钱}，仙桃草_{四两}，不要飞天蜈蚣一物，告诉读者配用。后来收到这些试用同道来函反映说：是效力很好，这种买药困难，遂迎刃而解。但是其中仍有部分问题不能解决，譬如碎蛇（又名脆蛇）一物，有很多地方药店不备，但四川地方却很多药店都有。如有这一困难时，可写信在成都、重庆二处函购，即可解决这一问题。还有仙桃草如买不到时，也可采用这种方法函购。不过仙桃草是草药店出售的，国药店多

不备耳。

药性备考

槐子　即槐花所结之子，含有芦丁成分，有柔和血管壁的功能和增加毛细血管的抗力，为预防脑出血及肠出血的有效药。

马钱子　即番木鳖，苦寒有毒，含有番木鳖碱及马钱子碱，两种成分均有剧毒，功能提神、补脑、通血脉、治麻痹、拘挛、疼痛、痫风、脑痛，为兴奋剂，有解毒、消肿、补脑、提神之效。

马钱子刮去粗皮，是刮去外壳之皮，而不是刮去内肉之皮，但重量是指未刮之前连壳一齐称的。

鹅管石　即钟乳石，含有碳酸钙成分，为强壮剂，对肺结核、咯血、吐血及衰弱性咳嗽有效。

龙脑冰片　即冰片中的最上等者，功能强心平脑，明目去翳，退热搜风，生肌止痛，为清凉性强心兴奋剂。对急性热病的心脏衰弱，脑神经疲倦昏迷等症有效。

车前仁　即车前草之子。

干碱　即碳酸钠，简称纯碱。

阳城罐　即阳城地方所产的一种无釉陶罐，能耐高热，其他地方所产之无釉陶罐，亦可供用。四川地方民间习惯，人死入葬时，要用一种所谓禁罐者，装入盐、茶、米、豆等物同葬墓中，这种禁罐即是无釉陶罐，所以四川外科医师多用它来作为丹罐。

火炎金　又名火龙皮，即打铁时飞下来的铁皮，也就是生铁落。

血余　就是人的头发，中医有发为血之余的说法，故有

解生灵病瘤于倒悬

是名。

扫粉　就是轻粉别名，是由水银升华炼成的。

硝酸　即俗名的硝强水。

黑砂　即由硫黄水银炼成的一种硫化汞，丹粉作坊有售。

云风　是防风的别名。

猩红　即银朱，也是由水银硫黄升华而成的硫化汞。

响锡　是锡中的一种，普通锡敲之无声，此则有声。

红褐子灰　是由一种红色毛织物所烧的灰。

仙桃草　又名接骨仙桃，一名蟠桃草，又名活血丹，生田野间，结子如桃，熟时微红，内有虫者佳，须夏至前采，免虫飞出，对痨伤吐血、虚怯及跌扑损伤有效。

白酒　即糟糟，亦称酒酿，是用酒米蒸成饭后加曲制成的。

杠炭末　即由杠炭研成细末者，亦名木炭，是由青杠木煅成的炭。

烰炭　是一种杂木煅成的炭，以杉木煅成的为最佳。

壁虎尾　即是壁虎的尾巴，此物有四脚，颇类四脚蛇，多年老屋或老树中多有之，夏季最多见。

地胡椒　又名鹅儿不食草，塞鼻中令人嚏，花园中多有之。

硫苦　即泻药硫酸镁的简称。

麻梗灰　即火麻梗所烧成的灰。

水粉　即轻粉的别名。

天丁　即皂角刺。

曼陀罗　即洋金花。

芙蓉　原名木芙蓉，又名地芙蓉、木连、华木、枇木、枇皮树、拒霜、处处皆有、插条，为落叶灌木，高丈许，叶似心脏形，大如掌，有五尖，或七尖，柄长互生，冬凋夏茂，秋半始著花，故又名秋芙蓉。花类牡丹、芍药，有红者、黄者、白者、千叶者，最耐寒而不落叶、不结实，人多取其皮为索，川广有添色拒霜，花初开白色，次日稍红，又次日则深红，先后相间如数色。霜时采花，霜后采叶，阴干入药，性辛平无毒，功能清血热、消肿毒，专作疮疡消肿药，凡一切大小痈疽，肿毒恶疮，皆可用之、能消肿、排脓、止痛，外科门中都广泛应用。

附注：

五停五积丸中的松香分量是八斤，不错的。不是八两，要是以八两松香中而配入巴豆二两，则服后非泻死人不可。善后的几味草药不好找，也可改为四君子汤或六君子汤。原因是服泻下药后，肠胃必然受到克伐，故须用一种调补脾胃的药，来弥补这一损耗。